JN085974

図解 思わずだれかに話したくなる

身近にあふれる
「感染症」が
3時間でわかる本

左巻健男/桝本輝樹 編著

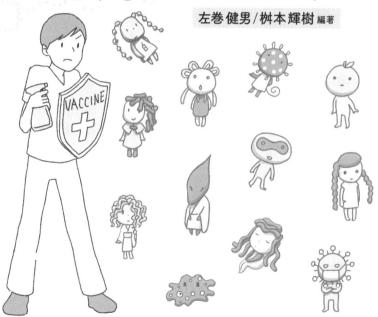

読者の皆さんへ

本書は、次のような人たちに向けて書きました。

・身のまわりにあふれる感染症について知りたい！
・私たちがよくかかる感染症が、どんな病原体でどんな感染の
　しかた（病気の感染りかた）でどんな症状がでるかをできるだ
　けやさしく知りたい！

感染症は、ウイルス、細菌、カビ、原虫などのさまざまな病原
体に感染して起こる病気のことです。

本書では、多くの人がかかる身近な風邪から、命にかかわるこ
ともある危険な感染症までを扱いました。

重要な感染症でもこれだけある（！）のです。そして、それぞ
れの感染症について意外に知られていないことや思い違いがある
ことも多いようです。

何事でもそうなのですが、感染症を考えるときもいつも基本に
立ち戻って土台を固めておくことが、いざというときの備えにな
ります。そこで『第1章　感染症と病原体の基本を学ぼう』を
置いています。こうした知識を身につけておくことが、地道です
がもっとも有効だと思っています。

本書の執筆・編集作業は、2019年に中国・武漢市で見つかった新型コロナウイルス感染症(COVID－19〈コビッド・ナインティーン〉)のパンデミック（世界的流行）の最中におこなわれました。

　どのように感染の波が広がるのか、それを抑止するために何が有効なのか、日々さまざまな試行がおこなわれています。

　その中には中世ヨーロッパで生まれた検疫のような古い仕組みから、mRNAワクチンやベクターワクチンのような、実用化まで10年以上かかると思われていた新しい技術も含まれます。

　そうした技術や仕組みの基本を理解しておくことはデマを排する力になり、誤った判断から私たちを守ってくれることにつながると著者一同は信じています。

　実は、本書は、2019年1月に発行され、大好評を得て増刷をくり返した『図解　身近にあふれる「微生物」が3時間でわかる本』の姉妹書として企画されました。

　この微生物本の全6章のうちの『第5章　「食中毒」を起こす微生物』『第6章　「病気」を起こす微生物』の2章は、まさに「感染症」を扱ったものでした。新型コロナウイルス感染症のパンデミックで感染症に注目が集まる中、丸ごと感染症の本をつくろうと思いました。

　本書の書き手は、雑誌『RikaTan（理科の探検）』の委員有志です。

本書の場合は、中・高・大・予備校などで理科（科学）・生物学を教えている人たちが、専門家と一般の人たちをつないで、一般の人たちに科学をできるだけやさしく伝えるという科学コミュニケーションの一環として取り組みました。

　本書の内容については誤りがないように努めておりますが、わかりやすく理解しやすいことも目的としています。

　もし感染症を疑う症状がある場合は、本書の内容で素人診断などはせずに、必ず信頼性のある標準医療を提供している医療機関にかかるようにしてください。また、不明確な点や不安があれば、最新の公的な情報を参照することを心掛けてください。

　最後になりますが、理科（科学）素人の目線から本書の編集作業に力を入れてくれた明日香出版社編集の田中裕也さんに御礼を申し上げます。

2021 年 7 月

編著者　左巻健男／桝本輝樹

第1章 感染症と病原体の基本を学ぼう

第2章 日常生活にあふれる感染症

第3章　食中毒を起こす感染症

第4章　小児がよくかかる感染症

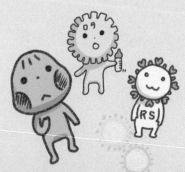

第5章　性行為でよくかかる感染症

第6章　世界を脅かしてきた ウイルス感染症

第7章 世界を脅かしてきた 細菌・原虫・その他の感染症

第8章　今も世界を変える 感染症と市民生活

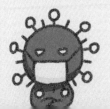

●装丁・挿画　末吉喜美
●図版　石山沙蘭／田中まゆみ
●校正　共同制作社

第 **1** 章

感染症と病原体 の基本を学ぼう

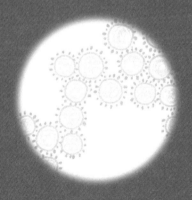

01 そもそも「感染症」って何？

そもそも感染症とはどんなもので、伝染病とは何が異なるのでしょうか。まずは基本的な呼び方の違いや区分についてお話しします。

■人間は微生物と共生している

私たちのからだには、多くの微生物がすんでいます。こうした微生物は、私たちのからだの老廃物を分解したり、免疫機能とバランスを取ったりして生活していて、通常は病気を引き起こさないものが多いことが知られています。なかには乳酸菌やビフィズス菌のように共生することでからだのバランスを保ってくれるものもあります。

微生物のなかで、感染すると急激に増殖したり毒素を産生したりして病気をもたらす一部のものを**病原体**と呼んでいます。

感染とは、生き物の体内や表面に微生物などの病原体が寄生したり増殖したりすることです。また、それによって引き起こされる病気が**感染症**です。

原因が究明されているものを**病気**、そうではないものを**症候群**とする、という考え方から、古くは「感染病」と「感染症」という呼び分けもされていましたが、現在は感染症と総称されることが多いようです。

■ 感染症と感染経路

感染症の感染経路には、空気感染、飛沫感染、接触感染、媒介物感染、血液感染などがあります[*1]。

咳などで放出された病原体を含む飛沫は、空気中で水分を失い乾燥した微粒子となり、これを**飛沫核**と呼びます。多くの病原体は酸素に弱く、飛沫核になると感染力を失いますが、**空気感染**は、飛沫核に含まれても病原性を失わない病原体によって感染し、最も感染能力が高いものです。

代表的な感染症に麻疹（はしか）や水痘（水ぼうそう）、結核などがあり、飛沫感染は咳やくしゃみのしぶきを吸い込む、あるいは目などの粘膜に付着させることで感染するもので、インフルエンザや風邪などの代表的な感染経路です。

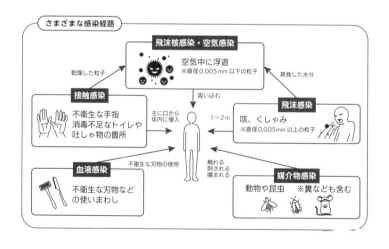

さまざまな感染経路

飛沫核感染・空気感染
空気中に浮遊
※直径0.005mm以下の粒子

乾燥した粒子

蒸発した水分

接触感染
不衛生な手指
消毒不足なトイレや
吐しゃ物の箇所

吸い込む
主に口から
体内に侵入

1～2m

飛沫感染
咳、くしゃみ
※直径0.005mm以上の粒子

不衛生な刃物の使用

血液感染
不衛生な刃物など
の使いまわし

触れる
刺される
噛まれる

媒介物感染
動物や昆虫　※糞なども含む

---

* 1　医学では、血液以外にも、汗を除く分泌物、体液や排せつ物、粘膜などを「湿性生体物質」と呼んで感染性があるものとして扱うが、ここでは簡略化している。

媒介物感染は経口感染や蚊などによる昆虫媒介感染を含みますが、感染対策の場合は昆虫媒介感染を分けて扱います。

　血液感染は、病原体などを含む血液が傷口や粘膜などの体内に入ることで起きる感染です。感染症のなかで血液媒介の代表となるのは B 型、C 型肝炎やヒト免疫不全ウイルス（HIV）です。

■ 感染症と伝染病

　かつては一定期間以上持続して多くの人と地域に広まる感染症を**伝染病**と呼んでいました。1987 年に誕生した伝染病予防法に定める法定伝染病などです。

　伝染病予防法は集団感染を抑止することに焦点がおかれていたため、現在の法体系に照らすと人権との整合性に問題が生じる懸念もあり、1998 年に「感染症の予防および感染症の患者に対する医療に関する法律」(感染症新法)となりました。これにともない、人に関しては伝染病という呼び方はされなくなりつつあります。

　感染症新法では、危険性の高い感染症は公費による負担をおこなって指定医療機関に入院させるなど、個人に対するケアを保障することで感染症の広がりを防ぐことに焦点が当てられています。しかし、2019 年からの新型コロナウイルス感染症（COVID-19）のような大規模な流行時には、社会、とりわけ医療現場の負担が重くなる懸念があります。

「ウイルス」って何？

ウイルスによる感染症には、インフルエンザ・風邪・風疹・麻疹・エイズなどさまざまなものがあります。空気や体液、吐しゃ物、くしゃみなどの飛沫、あるいは直接接触によって感染します。

■ 光学顕微鏡では見えない

ウイルスの大きさは 20 〜 1000 ナノメートル程度です[1]。これに対して、細菌の大きさは 1 〜 5 マイクロメートルで、ウイルスは細菌よりずっと小さいです。ほとんどのウイルスは 300 ナノメートル以下と非常に小さく、高倍率の電子顕微鏡でないと見ることはできません[2]。

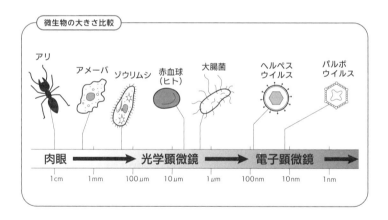

微生物の大きさ比較

アリ　アメーバ　ゾウリムシ　赤血球（ヒト）　大腸菌　ヘルペスウイルス　パルボウイルス

肉眼　→　光学顕微鏡　→　電子顕微鏡　→

1cm　1mm　100μm　10μm　1μm　100nm　10nm　1nm

---

[1] 1マイクロメートル（μm）は1ミリメートル（mm）の1000分の1、1ナノメートル（nm）は1ミリメートル（mm）の100万分の1。

[2] 現在では、小型の細菌より大きな巨大ウイルスが次々に見つかっている。

■ ウイルスの形は美しい

　ウイルスは、基本的に、粒子の中心にある**ウイルス核酸**と、それを取り囲む**カプシド**と呼ばれるタンパク質の殻から構成されています。カプシドは核酸を包むタンパク質の殻です。

　ウイルスによっては、カプシドの周囲がさらにタンパク質と脂質からできた**エンベロープ**という膜で覆われたものもいます。たとえば、新型コロナウイルスがそうです。そのエンベロープの表面には、棍棒のような形をしたスパイク（突起タンパク質）が多数飛び出ています。コロナとは太陽表面の光冠のことで、王冠も意味しますが、球形でまわりに先端が丸くなったスパイクがある形がコロナのようなのです。

　ウイルスは、球形や円筒形になるもの、多面体になるもの、何やら宇宙船のような複雑な形になるものまでいます。最もありふれた多面体型カプシドのひとつは正20面体*³です。たとえば冬に多い食中毒の原因のノロウイルスは、この形です。

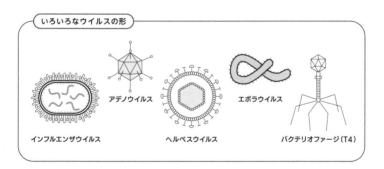

いろいろなウイルスの形

アデノウイルス

エボラウイルス

インフルエンザウイルス

ヘルペスウイルス

バクテリオファージ（T4）

＊3　その角を面取りするとサッカーボール（切頂20面体）になる。

■ウイルスには細胞という構造がない

　ウイルスは独立して生きることができません。タンパク質をつくる自前の工場を持っておらず、生きている細胞に感染して、その宿主細胞のタンパク質をつくる工場を利用して生きています。遺伝子とそれを包むタンパク質という単純な構造です。

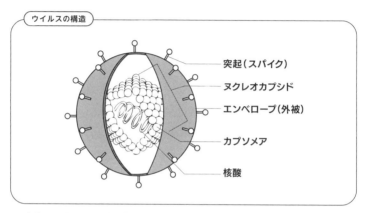

ウイルスの構造

- 突起（スパイク）
- ヌクレオカプシド
- エンベロープ（外被）
- カプソメア
- 核酸

　病気の原因には細菌（バクテリア）もありますが、細菌は生物です。細菌など明確に生物といえるものには細胞の構造がありますが、ウイルスには細胞という構造がみられません。

　ウイルスは、タンパク質の殻とその内部の遺伝物質である核酸（DNAまたはRNA）からできています。細胞の構造を持たないこと、単独では増殖できないことから、非生物として位置づけられています[4]。

　ウイルスは、細胞という構造を持たないので生物とはいえない

---

[4]　しかし、遺伝物質を持ち、細胞に感染してその代謝系を利用すれば仲間を増やすことができるので、ウイルスを微生物扱いする研究者もいる。

ともいえるし、遺伝子を持っていて、子孫を残せるので生物とも
考えられる不思議な存在です。

■ ウイルスの感染

　ウイルスは私たちの身のまわりにうようよいても、必ずしも感
染が起こるわけではありません。病原性のあるウイルスに関する
研究が主流だったことから、ウイルスには常に有害なイメージが
つきまといますが、実はウイルスの多くは病原性を持っていませ
ん[5]。

　病原性のあるウイルスの感染は、ウイルスが細胞に吸着、侵入
してはじめて起こります。ウイルスが感染する相手の生物を**宿主
（ホスト）**といいます。細胞を持たないウイルスは、単体では複
製をつくれないため、増殖するためには他の生物の細胞に入り込
む必要があります。

　侵入ですからどこかに入り口があります。人体の表面である皮
膚、呼吸器、感覚器、生殖器、肛門や尿道が入り口になります。
侵入したウイルスはすぐに増殖を始め、血液に乗って全身に運ば
れます。それぞれのウイルスによってすみ心地のよい部位がある
ので、そこに到達するとどんどん増殖します。

　当然、**使われた細胞は死んでしまいます。**多くの細胞が死ねば、
組織に大きなダメージが発生して病気になります。そして、子ウ
イルスを大量につくったのち、細胞外に飛び出し、新たな細胞を
みつけて感染をくり返します。

---

[5]　現在確認されているウイルスは亜種も含めて5000万種以上といわれている。そのうち
　　数百種が人に病気をもたらすとされる。

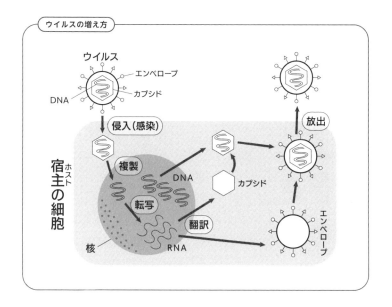

ウイルスの増え方

ウイルス

エンベロープ

DNA カプシド

侵入（感染）

宿主の細胞

複製 DNA

転写 カプシド

翻訳 エンベロープ

核 RNA

放出

■ **有益なウイルス、バクテリオファージ**

　ウイルスの中には細菌に感染するものがいます。これらをまとめて**バクテリオファージ**（通称ファージ）と呼んでいます。名前の由来は、ギリシア語で「細菌を食べるもの」という意味です。

　ファージはホストを厳しく選択するため、目的の病原菌だけを殺すことができます。抗生物質のように多剤耐性菌をつくらないので、ファージによって病原菌をやっつける抗細菌の薬品の開発や、抗生物質ではたち打ちできない炭疽菌などの細菌兵器を無毒化するための研究がおこなわれています。

03 「細菌」って何？

細菌感染症に対してはワクチンや抗生物質によって対策がされてきましたが、今日でもまだ多くの病気が病原細菌によって引き起こされています。細菌とはどんな生物なのでしょうか。

■細菌の発見

17世紀の末頃、オランダで織物商を営んでいた**レーウェンフック**（1632 〜 1723）は、ガラスの球を磨きあげて手づくりの顕微鏡をつくりました。その顕微鏡を使って、肉眼では見えないような微少な世界を手あたりしだいに観察し、詳しくスケッチしました。

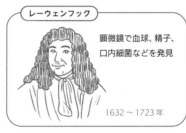

レーウェンフック

顕微鏡で血球、精子、口内細菌などを発見

1632 〜 1723 年

プランクトンや血液中の血球など以外に、ついには唾液のなかにおびただしい数のうごめく微生物を見つけました。

当時、「生物は自然にわいてくる」という自然発生説と「生は必ず同じ種の親から生まれる」という生物発生説の2つの説が対立していました。牛肉にハエが卵を産みつけない限り、牛肉にウジは発生しないことは証明されましたが、目に見えない微生物については自然発生説を完全に否定するのは難しかったのです。

1861 年に、**パスツール**（1822 ～ 1895、フランス）が首が細長く曲がったフラスコを使って、生物が自然発生しないことを証明しました。

19 世紀の終わり頃になると、「感染症の原因は微生物」ということがわかってきました。ドイツの細菌学者、**ロベルト・コッホ**（1843 ～ 1910）が炭疽菌を発見したのを皮切りに、結核菌、コレラ菌などの病原菌（細菌）を見つけます。

日本でも**北里柴三郎**（きたざとしばさぶろう）（1853 ～ 1931）がペスト菌を、**志賀潔**（しがきよし）（1871 ～ 1957）が赤痢菌を発見しています。

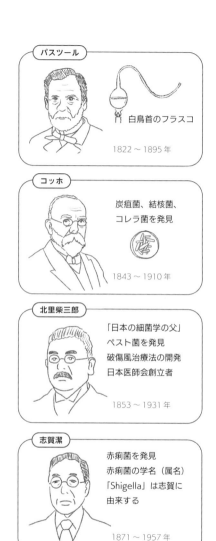

パスツール
白鳥首のフラスコ
1822 ～ 1895 年

コッホ
炭疽菌、結核菌、コレラ菌を発見
1843 ～ 1910 年

北里柴三郎
「日本の細菌学の父」
ペスト菌を発見
破傷風治療法の開発
日本医師会創立者
1853 ～ 1931 年

志賀潔
赤痢菌を発見
赤痢菌の学名（属名）
「Shigella」は志賀に由来する
1871 ～ 1957 年

■ 地球上のいろいろなところにいる細菌

　細菌は、光学顕微鏡で見ることができる微少な単細胞生物です。人や動物のからだ、土壌、水中、ちり、ほこりといった身近な場所から、上空8千メートルまでの大気圏、水深1万メートル以上の海底、南極の氷床など地球上の至るところにすんでいます。特に肥沃な土壌や水中に多く、1グラム中には30億以上の細菌が含まれます。

　細菌は、現在知られているもので約7千種あり、未発見の種を含めると100万種以上存在するといわれています。

　そのなかには病原性を持った細菌がいます。たとえば、赤痢、腸チフス、コレラ、破傷風、ジフテリアなどは細菌によって引き起こされる病気です。

　とりわけ食中毒は細菌に引き起こされるものが多く、腸炎ビブリオ菌、サルモネラ菌、ボツリヌス菌、ブドウ状球菌などがあります。これらの細菌に汚染された食品は、加熱しても細菌が出した毒素が分解されない場合が多いので危険です。

■ 細菌のつくりと形

　細菌の細胞は、遺伝物質であるDNAをしまっておく核膜がなく、DNAは細胞内でむき出しになっていて、なんとなく細胞の中心付近にまとまっているだけです。このような細胞を**原核細胞**といいます*1。原核細胞には、リボソームというRNAとタンパク質からなる丸い粒があり、タンパク質を合成する場所になって

＊1　人体の細胞は真核細胞。核が核膜に包まれていて、リボソームの他にも細胞小器官を持っている。

います。

　細胞は丈夫な細胞壁でカバーされ、鞭毛や繊毛が生えて活発に運動するものもいます。細菌の形は単純で球形の菌（球菌）か、こん棒のような形の菌（桿菌）が大部分ですが、くねくね曲がっている菌（らせん菌）もいます。

　細菌の種類によっては特徴ある空間配列をしている場合が多いです。たとえば球菌には、ブドウの房状に細菌が集合しているもの（ブドウ状球菌）、真珠のネックレスのように連なったもの（レンサ〔連鎖〕球菌）などがあります。

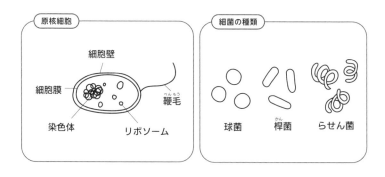

■芽胞をつくる細菌

　一部の細菌（病原菌では破傷風菌、ボツリヌス菌、ウェルシュ菌、炭疽菌など）は、発育環境が悪くなると乾燥・熱・薬品などに強い芽胞と呼ばれる構造体をからだの中につくります。芽胞の内部は極端に圧縮され、水分含量は30％程度と少なく、厚い丈夫な層で

内部への水の侵入を防いでいます。

芽胞のままでは増えることができませんが、環境が生存に適した状態になると内部に水分が侵入し、再び増殖を始めます。

増殖ができる通常の状態の細菌を**栄養型**と呼び、芽胞を耐久型あるいは**休眠型**と呼びます。

■細菌の増え方と種別

細菌は真ん中で2つにちぎれて、まったく同じものが2つできる**分裂**で増えます。栄養が十分に補給され、温度、pH（水素イオン濃度）が適当ならば、多くの細菌は30分に一度程度の回数で分裂をくり返します。

固形培地上で20時間以上経つと細胞の数は10億から100億個に達して、肉眼で見られるほどの細菌の集団（コロニー）をつくります。

細菌は、酸素がなければ増えることができない**好気性菌**（酸素呼吸をおこなう細菌）、酸素があると増えることができない**嫌気性菌**、酸素があってもなくても増えることができる**通性菌**の3つに大きく分けることができます。

このうち病気の原因となる細菌を**病原細菌**といいます。病原細菌と菌類（病原菌類）をあわせて**病原菌**といいます。病原菌にウイルスなども含めて**病原体**といいます。

真菌感染症を起こす「カビ」って何?

> カビ・酵母・キノコを真菌といい、なかでも圧倒的に多いのが
> カビです。これらは微生物の中では大きいほうで、細胞の構造
> は細菌よりずっと人間の細胞に近いです。

■ 真菌は自然界に広く分布

　現在知られている真菌は9万1000種にのぼりますが、その10
〜20倍もの未知の種が存在するといわれています。

　そのなかで人に病原性を示す**病原真菌**は約600種です。水虫な
どの白癬菌、腟カンジタ・カンジダ性おむつ皮膚炎のカンジタ菌
が身近な病原真菌です。

　真菌の大部分は、土壌中や水中、枯れた植物、動物の死がいな
どの自然界に広く分布しています。カビの胞子は、地球上の極地
から赤道まで、あらゆるところの空気中にただよっています。

　真菌の細胞の核は、核膜に包まれています。また、ミトコンド
リア[*1]や小胞体[*2]があります。細胞の構造を見ると、真菌の細
胞は細菌よりずっと人間の細胞に近いです。

　カビ・酵母・キノコは、活発に活動する動物とは明らかに違う
ため、植物の仲間に分類された時代もありました。しかし、葉緑
体[*3]を持たず、寄生生活のため、生物分類上、今では植物とも
区別されて菌類の真菌の仲間です。

---

* 1　酸素呼吸の場で、生命活動に必要なエネルギーを取り出すはたらきをしている。
* 2　表面にタンパク質の合成に関係する、多数の粒状のリボソームが付着し、リボソームが
　　合成したタンパク質を運ぶ輸送路になっている。
* 3　緑色をしていて、光エネルギーを吸収して光合成をおこない、二酸化炭素と水からブド
　　ウ糖などをつくっている。動物細胞にはない。

■ カビの増え方

　真菌症の原因に多いカビを例にすると、一般に胞子（ほうし）で増えます。胞子が発芽すると菌糸（きんし）と呼ばれる細い糸状の体が伸びていきます。菌糸が網目状に枝分かれし、さらに枝分かれした菌糸（菌体）の先端に胞子をつくり、胞子が飛散するといった増え方をします。

　カビとキノコは見かけ上はまったく違う種類のように見えますが、胞子をつくる場所としてキノコ（子実体（しじつたい））をつくるかつくらないかの違いがあるだけで、どちらも菌糸という細い糸でからだができている同じ仲間です。キノコも子実体をつくるとき以外はカビのような網目状の菌糸のからだをしています。

　水虫の原因の白癬菌はカビの形の真菌です。真菌のうち、糸状にならず球形または卵形の細胞で、出芽または二分裂で増えるものが酵母です。酵母が増えると、ばらばらの細胞が集まって、球形の粘性のあるかたまりになります。

　酵母は発酵などの実用面で重要なものが多いのでカビとは区別されています*4。

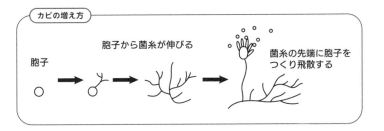

カビの増え方

胞子

胞子から菌糸が伸びる

菌糸の先端に胞子をつくり飛散する

＊4　ビール、日本酒、ワイン、味噌、醤油、パン、ヨーグルト、チーズなどの発酵食品は酵
　　　母のはたらきにより製造されている。なおカンジタ症の原因であるカンジタ（真菌）は、
　　　酵母の形をしている。

■人に災いをもたらすカビ

カビが引き起こす病気で最も身近なのは国民病といってもいい**皮膚真菌症**です。水虫、ぜにたむし、いんきんたむし、しらくもといった皮膚真菌症の原因は白癬菌（皮膚糸状菌）＊5 です。

カビが人間に取りついて起こる病気には、皮膚の表面の皮膚真菌症ばかりではなく、抵抗力が弱った皮膚の角質層より深い皮下、筋肉、あるいは内臓まで襲う深在性の真菌症があります。重い基礎疾患にかかっている人は、普通ならほとんど病気を起こすことがない微生物や毒性の弱い微生物が取りついただけで日和見感染症＊6 になりやすいです。日和見感染症を起こすおもなカビ（酵母を含む）には、カンジタ、アスペルギルス、クリプトコックス（クリプトコッカスとも呼ばれる）、ムーコル（ムコールとも呼ばれる）の4種があります。

ここではカンジタを見ておきましょう。

湿疹・皮疹や下痢・腹痛などを起こすカンジタ症の原因になるカンジタ菌のなかで最も多いのがカンジタ・アルビカンスです。これは空気中に浮遊しているし、私たちのからだの表皮・口腔・消化器官内、膣などに常在しています。つまり、誰もがもっている菌のひとつなのです。

健康体ならまったく問題がないのに、免疫機能の低下などにより異常増殖するとカンジダ症を起こします。たとえば、女性の病気に膣カンジタ症があります＊7。

＊5 『20・白癬菌による真菌症（水虫など）』（086 ページ）参照。
＊6 免疫のはたらきが低下しているときに、健康な人なら感染しない、病原性の弱い微生物に感染すること。『45・HIV 感染症（エイズ）』（147 ページ）参照。
＊7 白いドロドロしたおりものが多くなり、激しい痒みを伴うことがある病気。膣内の微生物バランスが崩れ、カンジタが異常増殖することで起こる。女性の約2割が経験しているといわれる。

原虫感染症を起こす「原虫」って何？

> 重要な原虫感染症としては、マラリア原虫によるマラリア、妊婦感染のトキソプラズマ、女性の膣感染症として知られるトリコモナス、いわゆる赤痢症状を起こすアメーバ赤痢があります。

■原虫が属する「原生生物」

原虫は、病原性の原生動物のことを指します。原虫のほとんどは宿主の免疫を巧みに回避することができるため、有効で安全なワクチンや治療薬がほとんどありません。

では、原生動物とはどんな生物なのでしょうか。

かつて生物は、動物と植物の2つに分類していました。すでにみた「カビ・酵母・キノコ」（医学・獣医学の分野では、病原体としての菌類を細菌と区別して真菌と呼ぶ）は植物に、ゾウリムシやアメーバは動物に入れられていました。

ところが生物の多様性の研究が進むにつれて、生物は単純に2つに分けられないことが明らかになり、さまざまな分類の方法が提唱されてきました。

今、中学・高校の理科では、生物を、原核生物界（細菌）、原生生物界（原生動物と藻類など）、植物界、菌界（カビ・酵母・キノコ）、動物界の5つに分ける**五界説**の立場で学びます[1]。

たとえば中学理科では、かつて藻類[2]を植物の仲間に入れていましたが、2012年からの中学理科教科書では、植物の仲間で

---

[1] 近年は生物全体を細菌ドメイン、古細菌ドメイン、真核生物ドメインの3つに分ける3ドメイン説が広く認められている。

[2] ハネケイソウ、アオミドロ、ミカヅキモ、コンブやワカメなど。

はないとしています。藻類は原生生物界に属するからです。

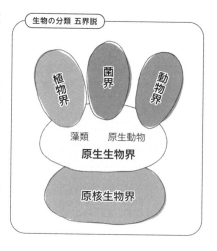

生物の分類 五界説

植物界　菌界　動物界

藻類　原生動物
原生生物界

原核生物界

原生生物には、原生動物と藻類の2つのグループが含まれます。原生動物とはゾウリムシやアメーバなどのような「単細胞で生活をしている真核生物」、藻類とは「葉緑体を持って光合成をする植物以外の真核生物」のことです。

■原虫以外の寄生虫による感染症

寄生虫（きせいちゅう）とは、人や動物の表面や体内に取りついて（寄生して）食物をせしめる生物のことです。原虫も寄生虫に含めます。

第二次世界大戦後の日本では多くの人が寄生虫に感染していました（60％前後が回虫（かいちゅう）、5％前後が鉤虫（こうちゅう）に感染）。その後、農業での化学肥料の導入、下水道の整備や水洗便所の普及などの衛生環境の整備、検査や駆虫薬などの対策によって感染者は非常に少なくなっています。ただ最近はグルメブームによる生の食品や輸入食品・自然食品の摂取、海外旅行の増加などでアニサキス症[3]や回虫症などの寄生虫症が増えてきています。

---

[3] アニサキスは体長2～3センチメートルの白い虫で、サバ、タラ、イカなどの内臓表面や筋肉中に糸くず状で寄生している。アニサキス症は、幼虫が胃壁や腸壁に刺入して食中毒を引き起こすもの。

06 「ワクチン」って何？

> ワクチン（予防接種）は、免疫を得る人を増やすことで病気の
> 感染を防ぎます。感染した場合でも発症や重症化を抑えること
> ができます。

■ 前もってワクチンを接種しておくと、抗体ができる

私たちのからだには、外から病原体や毒素などの異物（抗原）
が侵入したとき、その抗原のはたらきを抑える**抗体**を血液中につ
くり、放出し、抗原のはたらきを抑えて、自分自身を守るはたら
きが備わっています[*1]。

病原体を弱めたり、殺したり、壊したりなどして、人に接種し
ても病気を起こすことのないように処理した抗原を**ワクチン**とい
います。人にワクチンを接種しておくと、人の体内に抗体ができ
て、その後、病原微生物に感染しても発病をまぬがれたり、発病
しても軽い症状ですみます。

■ ワクチンの起源になったジェンナーの牛痘接種

多くの命を奪ってきた病気のひとつに天然痘[*2]があります。
かかると高熱が続き、顔や手足に発疹ができる病気で、感染する
と 10 ～ 20％の人が死に至ります。

「牛痘（牛がかかる天然痘）に一度かかったことのある人は天然
痘にかからない」という話を聞いたイギリスの医者**ジェンナー**

[*1] このようなはたらきを免疫と呼んでいる。抗体が特定の抗原にはたらきかけることを抗
　　 原抗体反応という。
[*2] 『47・天然痘』（154 ページ）参照。

（1749〜1823）は、牛痘の牛から取った膿（うみ）を人に注射することによってわざと感染させ、天然痘を予防する方法を見つけました＊3。1796年のことです。まだ病気の原因になる微生物の正体がわからず、病原微生物が発見される前に、病原微生物を利用した伝染病予防対策がとられていたのです。コッホが病原微生物を見つける80年も前のことでした。

　天然痘は、ワクチンが著しい効果を上げ、世界保健機構（WHO）は、1980年に地球上からの天然痘根絶を宣言しました。

■ 世界規模でのワクチン接種拡大計画

　天然痘根絶の成功を手本にして、ポリオ、麻疹（はしか）、ジフテリア、百日咳、破傷風、および結核を対象として、世界規模でのワクチン接種拡大計画が進められ、成果を上げています。

　一方、国際化にともない、海外からの食料品の輸入や海外旅行の機会が増えるとともに、コレラや肝炎、マラリアなど、わが国ではあまり流行していない伝染病に感染するおそれがでてきました。渡航する国によっては、その国で流行している伝染病に対するワクチンをあらかじめ受けておく必要があります。なかには、旅行の際にワクチン接種が義務づけられている国もあります。

■ 生ワクチンと不活化ワクチン

　ジェンナーが用いた牛痘は、毒性が低い生きたウイルスを使用しました。こうしたワクチンを「**生ワクチン**」と呼んでいます。

＊3　ワクチン（vaccine）の名は、牛痘の学名、Variolae vaccine の後半、vaccine（牛）から取ったもの。遺伝子解析により、実際には馬痘ウイルスだったことがわかっている。

弱毒化したものとはいえ、感染と同じ状態をつくり出すため強い免疫が得られますが、その反面、副作用が生じることもあります。たとえばかつて日本で使用されていた**ポリオ**の生ワクチンでは、投与後に体内でウイルスが病原性を強め、そのため、小児まひが生じることがありました。

　こうした副作用をなくすために開発されたのが、免疫をつくることができるが病原性をなくした「**不活化ワクチン**」です。病原体を薬品で処理し、殺したり（不活性化したり）、壊して一部を抽出したり、病原体がつくる毒素を不活性化して使うこともあります。不活化ワクチンは、病原体の特徴物質を何らかのかたちでつくり出してワクチンに入れてあります。

　不活化ワクチンは生ワクチンより免疫をつくるはたらきが弱いので、複数回接種しなければならないものもあります。

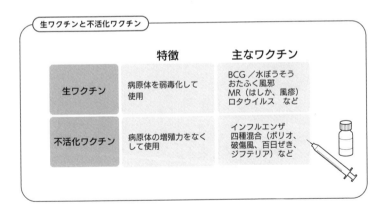

生ワクチンと不活化ワクチン

	特徴	主なワクチン
生ワクチン	病原体を弱毒化して使用	BCG／水ぼうそう おたふく風邪 MR（はしか、風疹） ロタウイルス　など
不活化ワクチン	病原体の増殖力をなくして使用	インフルエンザ 四種混合（ポリオ、破傷風、百日ぜき、ジフテリア）　など

■ 新型コロナで注目のmRNAワクチン

免疫の仕組みの研究や分子生物学、遺伝子工学の発展によって、新しいタイプのワクチンもつくられるようになりました。

2021年から接種が始まった新型コロナウイルスワクチンの**mRNAワクチン**はその代表的なものです。

私たちの体内には数万種類のタンパク質があり、さまざまなはたらきをしています。タンパク質をつくるための設計図がDNAです。その設計図の中から、必要となる部分だけをコピーしたものがmRNAです。

脂肪の膜に閉じ込められたmRNAワクチンは、体内に入ると新型コロナウイルスのスパイクタンパク質をつくります。ウイルス本体はつくりませんからウイルス感染はありません。このスパイクタンパク質の特徴を白血球の一種が覚えることから、スパイクタンパク質を攻撃する免疫を獲得し、病気を予防できます[*4]。

■ ワクチンの有効性とワクチンの副反応のバランス

ワクチンを接種した後に接種した場所が赤く腫れたり、発熱するなどの**副反応**が出ることがあります。

ワクチン接種時に起こる副反応と、ワクチンを接種しないでその病気にかかって重症になったときの危険性を比べると、ほとんどの場合、接種しないほうがずっと怖いといえます。

[*4] mRNAワクチンの最大の長所は開発期間が短いことで、新型コロナウイルス感染症のmRNAワクチンは1年足らずで開発され、理論的には数週間でも開発可能といわれている。また、臨床試験で「95%の予防効果がある」とされた。ただし、mRNAは熱に弱いので、mRNAワクチンは低い温度で保管する必要がある。

■ 子宮頸がんと子宮頸がんワクチン

　ワクチンの危険性がよく報道されるものに、子宮頸がんワクチンがあります。

　子宮頸がんは、子宮*5の入り口の**子宮頸部**と呼ばれる部分に発生するがんです。初期にはほとんど症状がないので、早期に発見するには毎年きちんと検診を受けるしかありません。がんが進行すれば、月経以外の時期に出血したり性交渉のあとに出血したりといった症状が出ることがあります。

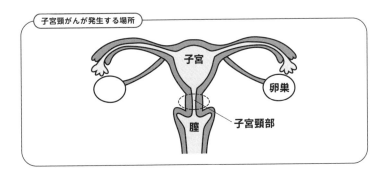

子宮頸がんが発生する場所

子宮

卵巣

膣

子宮頸部

　日本では、毎年約1万人が子宮頸がんにかかって子宮を失い、約3000人が亡くなっています。また、かかる人の年齢がだんだん若くなる傾向にあります。

　子宮頸がんの原因は、大半が**HPV**（ヒトパピローマウイルス）*6です。HPVは200種類以上ありますが、子宮頸がんに関係するのは15種類です。そのうち、日本の子宮頸がんの70%程度を占

---

*5　妊娠したときに胎児を育てる器官で鶏卵大。
*6　『42・尖圭コンジローマ』（140ページ）、『46・ヒトパピローマウイルス（HPV）』（150ページ）参照。

める 16 型、18 型は、日本ですでに使うことのできる 2 価と 4 価の HPV ワクチンで予防可能です。さらに、2020 年 7 月に発売された 9 価ワクチンでは 90％の子宮頸がんを予防可能といわれています。

■ 日本の HPV ワクチン接種状況

日本では HPV ワクチンは 2009 年 12 月に承認され、13 年 4 月より定期接種となっています。しかし、接種後に多様な症状が生じたとする報告により、同年 6 月より自治体による積極的勧奨は差し控えられています。

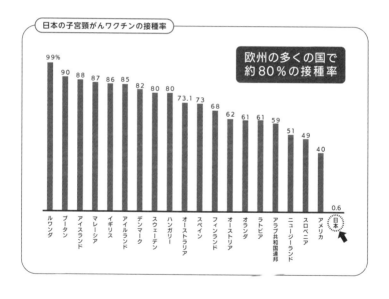

日本の子宮頸がんワクチンの接種率

欧州の多くの国で
約80％の接種率

ルワンダ 99%
ブータン 90
アイスランド 88
マレーシア 87
イギリス 86
アイルランド 85
デンマーク 82
スウェーデン 80
ハンガリー 80
オーストラリア 73.1
スペイン 73
フィンランド 68
オーストリア 62
オランダ 61
ラトビア 61
アラブ共和国連邦 59
ニュージーランド 51
スロベニア 49
アメリカ 40
日本 0.6

■ WHOが子宮頸がんワクチンで日本の現状に懸念

　世界がワクチン接種で子宮頸がんの予防を進めているとき、わが国では子宮頸がんワクチン接種による健康被害の訴えがなされ、政府は子宮頸がんワクチンの「積極的な接種勧奨の一時差し控え」を決定しました。この事態にWHOは子宮頸がんワクチンの安全性についての声明を出し、日本への懸念を示しました。

　　　——ワクチンを適切に導入した国では若い女性の前がん病変が約50%減少したのとは対照的に、1995年から2005年で3.4%増加した日本の子宮頸がんの死亡率は、2005年から2015年には5.9%増加し、増加傾向は今後15歳から44歳で顕著になるだろう。

　子宮頸がんワクチンは、世界各国における大規模な調査においても、非接種者と比べて頻度の高い重篤な有害事象は見つかっていないことを報告しています。また、ワクチン接種後に痛みが続いたり、からだがだるくなって動かなくなったりするなどの運動障害との関連が心配されていますが、そのような症候群との関連はない（因果関係がない）ことも報告しています[*7]。

　また2020年11月は、子宮頸がんの撲滅に向け、予防のためにHPVワクチン接種率を2030年までに15歳以下の女子の90%にまで高めることを盛り込んだ新たな目標を設定しました。

[*7]　妊娠、分娩、胎児奇形への影響も認められないと報告している。

滅菌、消毒、殺菌等の違いって何？

> 医学的に定義がはっきりしてるのは滅菌です。滅菌は微生物を完全に死滅させることで、病院などで手術器具に対しておこなわれています。

■ 滅菌・消毒

滅菌は、微生物を完全に死滅させることです。この場合の微生物は、病原体とは限りません。滅菌では、病原体ではない微生物も含めて、微生物を全部死滅させることになります。

もちろん、私たちのまわりにいる微生物をすべてなくすことは不可能ですし、そんなことをしたら逆にマイナスのほうが大きいです。そこで滅菌は手術器具など対象の範囲を限ります。

手術器具などの滅菌をしたら、そこには生きた微生物がいなくなります。ウイルスも不活化します。微生物を最も死滅させにくいのが細菌の芽胞です。ですから、一般に、滅菌は細菌の芽胞も死滅させる方法になります。

代表的な滅菌方法は、芽胞の死滅は100℃以上が必要なので、加圧して100℃以上の水蒸気で滅菌する高圧蒸気滅菌器（オートクレーブ）を使ったものです。

感染予防の最も手近でかつ確実なのは、病院や家庭などでおこなえる消毒という方法です。

消毒は滅菌よりゆるやかで、細菌の芽胞が死なない場合があり

ますが、普通の細菌などは死滅する方法です。煮沸消毒と消毒薬を使う方法がよく用いられます。

　消毒薬には塩素系（次亜塩素酸ナトリウムなど）、ヨウ素系（ポビドンヨードなど）、オキシドール（3％過酸化水素水）、サリチル酸、アルデヒド類（ホルマリンなど）、アルコール類（消毒用エタノール、イソプロパノール）、フェノール類、重金属化学物質、界面活性剤など多種類あり、用途に応じて選択され用いられています。

　次の図は、病原体を消毒薬で消毒しやすいことを「感受性が大きい」、消毒しにくいこと「抵抗性が大きい」としています。

　最も消毒しにくいのはプリオン（タンパク質）*1で、最も消毒しやすいのはエンベロープを持つウイルスです。

消毒薬に対する病原体の抵抗性

大 ↑

抵抗性

↓ 小

・**プリオン**（タンパク質）
・**クリプトスポリジウム属**（原虫）
・**細菌の芽胞**（バシラス属・クロストリジウム属などの芽胞）
・**抗酸菌**（結核菌・トリ型結核菌など）
・**原虫のシスト**（ジアルジア属など）
・**エンベロープを持たない小型ウイルス**（ポリオウイルスなど）
・**原虫の栄養型**（アカントアメーバなど）
・**グラム陰性細菌**（緑膿菌など）
・**真菌**（カンジダ属・アスペルギルス属など）
・**エンベロープを持たない大型のウイルス**（エンテロウイルス・アデノウイルスなど）
・**黄色ブドウ球菌・腸球菌属など**
・**エンベロープを持つウイルス**（HIV・B型肝炎ウイルスなど）

※上にいくほど消毒薬に対する抵抗性が大きく、下にいくほど感受性が大きい

---

*1　BSE（牛海綿状脳症、いわゆる狂牛病）の原因とされる異常なプリオン（タンパク質）で、海綿状脳症を起こす。

新型コロナウイルス感染症（COVID‒19）の原因ウイルスはエンベロープを持つので、消毒しやすく、手指は石けんで洗うことや消毒用エタノールで消毒できます。ウイルスが付着している可能性がある物は家庭用塩素系漂白剤（次亜塩素酸ナトリウム含有）を薄めたもので消毒できます。

■ 殺菌・除菌・抗菌

殺菌は、微生物を死滅させることですが、滅菌の「微生物を完全に死滅させること」の「完全に」という条件がありません。どの程度まで微生物を死滅させるかということがあいまいです。

除菌は、対象物から微生物を除いて減らすことです。必ずしも病原体を死滅させるわけではありません。手を水洗いすることから、ろ過除菌まであります。

抗菌は、殺菌、滅菌、消毒、除菌などすべてを含む広い言葉です。

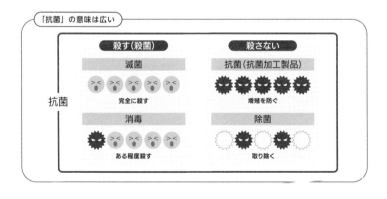

■抗菌のマイナス面

　ちょっとまわりを見渡せば、エスカレーターの手すりや電車の
つり革も抗菌仕様をアピール、文房具（ボールペンなど）や服、靴
など生活用品にも抗菌の文字が使われ、いつの間にか抗菌・除菌
ブームといえるほどの状況になっています。

　日常生活において、菌の増殖によって困ることがあります。た
とえば、台所の流しのヌメリは細菌の増殖によるもので、嫌なに
おいのもとにもなります。

　まな板も雑菌の温床になりやすいものです。汗をかいた後の臭
いの多くは、細菌によって汗が分解されて生じます。こんなとき
に、殺菌剤を用いたり、衣類の布に抗菌剤を練り込んだり噴射し
たりして細菌の増殖を防ぎます。

　では、抗菌にマイナス面はないのでしょうか。

　人体には、多くの種類の細菌がいつも存在しています。これを
常在菌といいます。

　私たちは生まれる前の胎児の段階では無菌状態ですが、産道を
通るときにお母さんの体内細菌をもらい受けます。もらい受けた
細菌は、自然分娩の場合、生まれて24時間以内に1000億個以上
に増えるといわれています。その結果、免疫機能がはたらき、抵
抗力が増します。

　私たちのからだには腸内細菌をはじめ、皮膚、気道等のいろい
ろな臓器に多種多様な細菌やウイルスがすみついています。私た
ちは細菌とともに生きています。

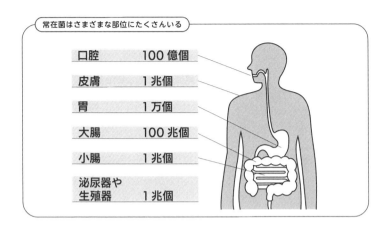

常在菌はさまざまな部位にたくさんいる

口腔	100億個
皮膚	1兆個
胃	1万個
大腸	100兆個
小腸	1兆個
泌尿器や生殖器	1兆個

　抗菌グッズと関係するのは、皮膚にいる常在菌です。1平方センチメートルあたり10万個以上いるといわれています。抗菌グッズの作用によっては、皮膚に存在する善玉菌が殺菌されてしまうことが考えられます。**薬用せっけんや除菌アルコールの使い過ぎも、肌の細菌バランスを崩し、悪玉菌を増殖させることにつながる危険がある**といわれています。

　常在菌は互いに密接な関係を持ち、複雑にバランスをとっています。バランスを保っているところに、新たな菌が侵入してきても定着できないということが起こります。これを**拮抗現象**といいます。

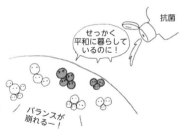

抗菌

せっかく平和に暮らしているのに！

バランスが崩れるー！

「抗生物質」って何？

細菌の増殖を抑える抗生物質の発見により、細菌感染症の恐怖
は大きく取り除かれました。しかし抗生物質の多用が耐性菌を
生み出し新たな問題が生じています。

■ 抗菌薬と抗生物質

　細菌の増殖を抑えて、細菌感染症を治療するために投与される
薬剤が**抗菌薬**です。抗菌薬には、自然界で天然につくり出される
抗生物質と、最初から化学合成される**合成抗菌薬**があります。前
者は、微生物が他の微生物を死滅または増殖を抑制させるもので
す。

■ 抗生物質はどんなときに処方される？

　抗生物質は、比較的多用される医薬品のひとつです。風邪で病
院にかかったときに処方された経験のある人も少なくないでしょ
う。**抗生物質は細菌の増殖を抑えるもので、ウイルスが原因の風
邪を治すわけではありません。**風邪を引くと病原菌に対する抵抗
性が弱くなるので、その予防目的で投与されていました。最近で
は、後述の通り耐性菌の問題があるため、予防目的での利用は大
幅に減っています。

■抗生物質の発見と製剤化の試練とさらなる試練

1928年にイギリスのフレミングが、アオカビが黄色ブドウ球菌を増殖させない物質を生成することを見つけました。この物質を取り出して**ペニシリン**と名づけ、細菌の感染症に苦しむ人々のために利用できるよう製剤化を試みましたが、うまくいきませんでした。その後、フローリーとチェインが、さまざまな工夫を加えてベンジルペニシリン（ペニシリンG）を製剤化し、発見から15年以上経った1944年に米国の負傷兵に利用しました。その後、一般市民にも利用されるようになりました。

ところが、1960年代になって困ったことが起こりました。ペニシリンで増殖が抑えられない**耐性菌**があらわれたのです。感染症の病原体が耐性菌であった場合、治療が大変難しくなることを意味します。耐性菌があらわれた原因は、抗生物質の乱用でした。

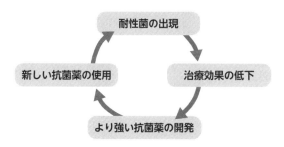

■耐性菌を増やさない工夫

抗生物質は細菌の増殖を抑えるのですが、細菌の立場になると

自分が死滅させられることになります。そこで、一定頻度で抗生物質に耐えるような変異が起こり、耐性を得た菌が生まれることで種が守られます。これが耐性菌です。

　細菌が抗生物質にさらされる機会が増えるほど変異した菌が優勢になります。感染症の予防・治療目的で抗生物質を処方されたとき、症状が治まったからと安易に投与を中止すると、耐性菌が体内でできるリスクが大きくなります。

■感染症の種類で利用する抗生物質が異なる

　抗生物質は一律にすべての菌の増殖を抑えるわけではありません。細菌感染症の治療に用いる場合、病状や病原体の細菌の種類や感染している部位等に応じて、最も適すると思われるものを処方します。すなわち、ある抗生物質を投与しても効果が弱い場合は、別の系列の抗生物質を投与することがあります。たとえば、マイコプラズマ肺炎の場合は、一般には最初にマクロライド系の抗生物質を処方しますが、効果が思わしくないときは、テトラサイクリン系やニューキノロン系の抗生物質を用います。

■抗生物質が微生物の増殖を抑える仕組み

　抗生物質は、細菌に作用してその増殖を抑制しますが、基本的に人の細胞の増殖にはほとんど影響を与えません。この違いは、細菌（原核細胞）と人の細胞（真核細胞）の構造や機能に由来します。

　抗生物質を増殖抑制の仕組みで分類すると、大きく原核細胞に

特有の細胞壁の合成やそのはたらきを抑制するものと、原核細胞内でのタンパク質や核酸の合成やそのはたらきを抑制するものに分けられます。

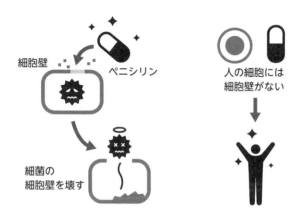

■ 抗生物質は畜産・養殖でも大量に利用されている

抗生物質は畜産や養殖でも大量に利用されるようになりました。その利用目的は感染症の予防ではなく、**成長促進**のためです。抗生物質を摂取すると家畜の成長速度が速くなるからで、短期間で出荷できるようになります[*1]。飼育コストの削減と食糧需要量の増大に対応できるなどの利点があり、人の医療目的より畜産目的のほうが大量に利用されている国もあります。しかし、その肉に抗生物質が含まれていることが少なくないこと、糞尿による環境への拡散など、耐性菌の増加リスクが大きくなります。

---

*1　仕組みは解明されていない。

「免疫」って何？

感染症の話題でよく出てくるのは抗体という用語ですが、それ
以外にも、私たちはさまざまな仕組みでからだを感染症から守っ
ています。その仕組みやその進化についてお話しします。

　病原体などから私たちのからだを守る仕組みを**免疫**と呼びま
す。病の感染を防ぎ、複雑化する環境に対応するために、私たち
のからだは複雑な免疫機構を持っています。古い仕組みから順に
ご紹介しましょう。

■ 自然免疫

　最も基本的な免疫は、機械的な構造や化学物質によってからだ
を守る防御と呼ばれる仕組みです。

　皮膚の一番外側は角質層と呼ばれる死んだ細胞の層で覆われて
います。この層が、外部からの刺激や病原体が生きた細胞に直接
接触しないように守っているのです。

　粘膜は粘液という分泌物で表面を覆っている組織で、口や鼻、
呼吸器、消化管などの表面にあります。

　粘液には粘りがあり、汚れや病原体を集めることができます。
粘膜の表面には細かな毛があり、一定の方向に動いて汚れた粘液
を排出して病気や感染を防ぎます。

　また、粘液や唾液、涙には殺菌作用がありますが、これは細菌

の細胞壁を破壊するリゾチームや、抗菌物質が含まれているためです。

口や鼻、呼吸器の粘液は飲み込まれて胃に送られます。ここでは、強い酸性の胃液による殺菌がおこなわれています。また、腸内や表皮には乳酸菌などの多くの共生微生物がいて、産生する乳酸などによって病原性を持つ微生物を抑制しています。

また、食作用を持つ免疫細胞（白血球、マクロファージなど）は、病原体や異物を取り込み、分解するはたらきがあります。

■ 獲得免疫

食作用で病原体を取り込んだ免疫細胞（マクロファージや樹状細胞）は病原体などを解析し、ほかの物質と病原体を区別できるタンパク質の断片を見つけだします。この断片は「**抗原**」と呼ばれます。抗原はほかの免疫細胞に免疫を立ち上げるためのひな型として受け渡され（抗原提示）、さまざまな免疫細胞が病原体に対抗するために動きだします。

免疫細胞の一部は抗体を産生します。これは複数の抗原に結合する部位があり、体液や血液内で抗原もつ病原体をくっつけて集めてしまいます（凝集）。

また、免疫細胞の一種である**キラーT細胞**は、病原体に感染して抗原を表面に提示している感染細胞を見つけだし、自死（アポトーシス）させるはたらきがあります。

アポトーシスは細胞が活動を停止して分解されていく仕組み

で、細胞が病原体に破壊されたり、物理的に壊されたりするときよりも、まわりの細胞や免疫に大きな負担をかけないという特徴があります。

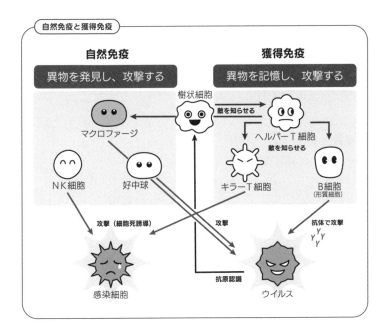

■ がんも感染症？

　免疫の仕組みは進化により発達してきました。たとえばリンパ球による獲得免疫は魚類などの先祖が獲得したもので、節足動物や軟体動物は持っていません。

私たちの細胞には、MHC 抗原（人の主要組織適合抗原はヒト白血球型抗原、HLA と呼ばれます）という個体識別の名札がついています。人の免疫細胞は他の動物や人の細胞と自分の細胞をこの抗原で見分けることができ、自分の細胞以外を体内で見つけると攻撃します。これが**拒絶反応**と呼ばれるものです。

　体内に他の個体の細胞が入ってくることなどなさそうなのに、どうしてこのような仕組みがあるのでしょうか。

　先ほど書いたように、貝などの軟体動物はこの仕組みを持っていません。そのために貝の血液のがん（白血病）には感染するものがあり、個体から個体にがんが感染することがあります。拒絶反応は組織移植を難しくしている厄介なものですが、一方でがんを「感染症」にならないよう防いでいる役割もあるのです。

■ 母乳と抗体

　抗体にはさまざまな形態があります。鳥や哺乳類だけがもつ、**IgA** というユニークなものもあります。IgA は、体内に最も多い抗体である IgA が 2 つ背中合わせになったような形をしていて、涙などの分泌物に含まれて感染を防ぐはたらきがあるといわれています。

　IgA は母乳にも大量に含まれていて、免疫力の低い新生児のからだを、お母さんの免疫を使って守っているといわれています。

■ 急速に進む研究

　免疫の研究は今世紀初頭から急速に進歩しはじめました。現在では、がんが免疫をかいくぐる仕組みを調べ、免疫細胞にがん細胞を駆除させる「免疫チェックポイント阻害剤」という薬が実用化されて大きな効果をあげるなど、画期的な変化が起きています。

　また、新型コロナウイルス感染症への対処でも、従来のワクチンの仕組みとは異なる、mRNA ワクチンなどの新型ワクチンが登場していますし、重症化を防ぎ、命を救うために免疫にかかわる新たな治療法が試験されはじめています。

■ 免疫による病気

　免疫が私たちのからだに不都合をもたらしてしまうこともあります。関節リウマチや全身性エリテマトーデスのような**自己免疫疾患**と呼ばれる病気は、免疫の仕組みが私たちのからだを誤って攻撃してしまうことで起こります。

　また、アレルギーは IgE という抗体が引き起こしますが、この抗体はもともとは寄生虫に対抗するためのものだといわれています。第二次世界大戦後、急速に衛生状態がよくなり、長らく私たちのからだにすんでいた寄生虫がほぼ駆逐され、そのために免疫機構が食べ物や花粉などのタンパク質を外敵とまちがえて攻撃してしまうのがアレルギー増加の一因ではないかといわれています。

コラム① 感染症の分類

　「感染症の予防及び感染症の患者に対する医療に関する法律」（感染症新法）は、感染症の発生を予防し、その蔓延防止を図り、もって公衆衛生の向上および増進を図ることを目的とした法律です。

　感染力や罹患した際の重篤性、公衆衛生上の重要性等から、5つに分類しています。

　すべての医師は、この分類に含まれると診断した場合には、第5類の一部疾患と新型インフルエンザ等感染症を除いて、ただちに保健所を経由して、都道府県知事への届け出をする義務があります。

　第五類は、侵襲性髄膜炎菌感染症、風疹および麻疹はただちに提出ですが、それら以外は7日以内に提出、新型インフルエンザ等感染症は、発生状況を指定医療機関ごとに取りまとめて提出です。

　法が定める分類により、感染予防のための措置が定められています。患者の人権に配慮しつつ、感染拡大を未然に防ぐため、患者の隔離や入院の勧告や措置処分、就業制限や交通の制限等がおこなわれます。

　また、第一類から第三類には該当しないが、これらに準じた対応が必要な感染症を「指定感染症」といいます。2020年2月1日より「新型コロナウイルス関連肺炎」が指定されています。

〈感染症の分類〉

類型	性格・措置	代表的な感染症名
一類感染症	[性格] 感染力、罹患した場合の重篤等にもとづく総合的な観点からみた危険性が極めて高い感染症 [措置] 原則入院 消毒等の対物措置	・エボラ出血熱 ・ペスト ・ラッサ熱
二類感染症	[性格] 感染力、罹患した場合の重篤等にもとづく総合的な観点からみた危険性が高い感染症 [措置] 状況に応じて入院 消毒等の対物措置	・ジフテリア ・重症急性呼吸器症候群（SARS コロナウイルスに限る） ・結核 ・鳥インフルエンザ（H5N1）
三類感染症	[性格] 感染力、罹患した場合の重篤等にもとづく総合的な観点からみた危険性は高くないが、特定の職業への就業によって感染症の集団発生を起こしうる感染症 [措置] 特定職種への就業制限 消毒等の対物措置	・腸管出血性大腸菌感染症 ・コレラ ・細菌性赤痢 ・腸チフス
四類感染症	[性格] 動物、飲食物等の物件を介して人に感染し、国民の健康に影響を与えるおそれがある感染症（人から人への感染はない） [措置] 媒介動物の輸入規制、消毒、物件の廃棄等の物的措置	・E 型肝炎 ・A 型肝炎 ・黄熱 ・狂犬病 ・ボツリヌス症 ・マラリア
五類感染症	[性格] 国が感染症の発生動向の調査をおこない、その結果にもとづいて必要な情報を一般国民や医療関係者に情報提供することにより、蔓延を防止するべき感染症 [措置] 感染症発生情報の収集・分析・結果の公開	・インフルエンザ（鳥インフルエンザ及び新型インフルエンザ等感染症を除く） ・ウイルス性肝炎（E 型肝炎及びA 型肝炎を除く） ・クリプトスポリジウム症 ・後天性免疫不全症候群 ・性器クラミジア感染症 ・梅毒 ・麻しん ・メチシリン耐性黄色ブドウ球菌感染症

第 2 章

日常生活に
あふれる感染症

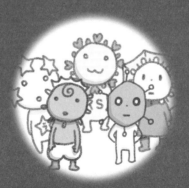

10 そもそも「風邪」って何?

> 「新型コロナウイルス感染症はただの風邪」という主張を聞くことがありますが、そもそも、風邪とはどんな病気なのでしょうか。その歴史的な経緯を含めて探ってみましょう。

■症候群とは

　最も身近な病気である「風邪」は、正確には**風邪症候群**といいます。たとえば「インフルエンザ」は原因がわかっている「病名」ですが、では症候群とは何でしょう。

　症候群（シンドローム）とは、いくつかの症状がまとまってあらわれる状態をいいます。鼻づまりや鼻汁、のどの痛みや炎症、咳、くしゃみと発熱……といった症状がまとめてあらわれるものが風邪症候群です。病院の診断名とは異なります。

　病院では症状から「上気道炎」「感染性胃腸炎」などと診断され、原因のウイルスなどが判明した場合には、たとえば「インフルエンザ（流行性感冒）」という診断名がつくのです。

　風邪の原因の8〜9割はウイルスだと考えられていて、ライノウイルス、コロナウイルスのほか、RSウイルス、パラインフルエンザウイルス、アデノウイルスなどのさまざまなウイルスが原因で起こります。同じような風邪でも、原因となっているウイルスや細菌はその都度異なる可能性が大きいのです。

病 原 体	ライノウイルス、コロナウイルス、RSウイルス、パラインフルエンザウイルス、アデノウイルス
感染経路	飛沫感染、接触感染
潜伏期間	数日から1週間
症　　状	熱、咳、筋肉痛、倦怠感、呼吸困難

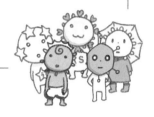

■風邪の症状の原因

　私たちのからだは、ウイルスや細菌に抵抗するためにさまざまな反応を起こします。

　鼻やのどの粘膜は、病原体を排出するために粘液の分泌や排出をおこなうので、鼻水、くしゃみ、咳、たんなどの症状が生じます。鼻づまりは粘膜が炎症を起こして腫れ、空気が通りにくくなった状態です。そして、体内に入った病原体を抑えるために白血球やリンパ球が増殖し、抗体が生産されて病原体が駆逐されていきます。発熱も病原体の活動を抑え、免疫細胞を活発化させるはたらきがあります。これが風邪の症状の正体です。

　からだの持ち主は風邪の兆候を倦怠感や節々の痛みとして感じ取り、行動を控えて体力の維持と回復をしようとします。食欲が落ちるのも弱った胃腸にダメージを与えないためだといわれています。

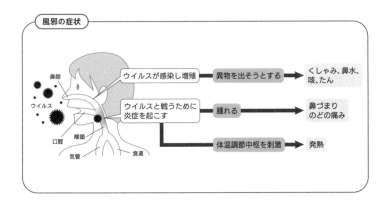

風邪の症状

鼻腔
ウイルス
口腔
喉頭
気管
食道

ウイルスが感染し増殖 → 異物を出そうとする → くしゃみ、鼻水、咳、たん

ウイルスと戦うために炎症を起こす → 腫れる → 鼻づまり のどの痛み

体温調節中枢を刺激 → 発熱

■ 総合感冒薬とは

ドラッグストアなどで売っている総合感冒薬、いわゆる風邪薬は、対症療法、つまり症状を抑えるための薬です。

解熱鎮痛剤や消炎剤（抗ヒスタミン剤）などを配合したもので、風邪の症状は抑えますが、原因を取り除くわけではありません。熱がひき、楽になっても病原菌やウイルスが減るわけではありませんので、出歩くと周囲の人に病気を伝染させてしまいます。

そのため、総合感冒薬の利用には注意が必要です。感染した状態で、風邪薬を飲んで出社する、といった対応は間違いなのです。ほかの人を感染させないようにきちんと休み、完治を待つのが一番です。

また、PCRや抗原などの検査は完璧ではなく、実際には感染しているのに検査では陰性になったり（偽陰性）、感染していない

のに陽性になったり（偽陽性）することがあります。

　従来、登校や出社の可否を検査で決める風潮がありましたが、こうした検査の性質を考えると、社会の状況に応じて、検査を必須とするのではなく、医師の診断で感染とみなし、医療資源を浪費しない、などの方針の転換も必要でしょう。

■風邪とインフルエンザ、新型コロナウイルス感染症の違い

　インフルエンザは流感、つまり流行性感冒と呼ばれており、古くは風邪の一種とされてきました。ノロウイルスやロタウイルスのもたらす胃腸炎、Hib（ヘモフィルス－インフルエンザ菌b型）も初期症状は風邪によく似ていて、昔は区別できませんでした。

　風邪症候群の原因にはさまざまな病原体があります。

　従来は悪い風の障り、つまり一種の祟りと考えられてきた風邪が、医学の発展で、病原体の感染によるものであることが明らかになりました。疾病としての判別が進み、いわば「病気」として切り出されてきたのです*¹。

　また、新型インフルエンザや新型コロナウイルス感染症のように、他の動物が持っていたウイルスが変異して人間に感染するようになり、高い病原性を発揮するものもあります。病原体の由来はさまざまで、どのように広まるかもまだまだわかっていないのです。

＊1　例えば、感染性が強く一気に全身症状が出る悪性のものの正体がインフルエンザとして特定されたり、子どもに細菌性髄膜炎をもたらすことがあるものの正体がHibとして特定されたりしたことを指している。

風邪とインフルエンザの違い

	風邪（普通感冒）	インフルエンザ
発症時期	一年を通じ散発的	冬季に流行
主な症状	上気道症状	全身症状
症状の進行	緩徐	急激
発熱	通常は微熱（37〜38℃）	高熱（38℃以上）
主症状（発熱以外）	くしゃみ のどの痛み 鼻水、鼻づまり	全身倦怠感 関節痛、筋肉痛、頭痛 咳、のどの痛み、鼻水など
ウイルス	ライノウイルス コロナウイルス アデノウイルスなど	インフルエンザウイルス

■ 変異と再感染

　同じような風邪をたびたびひく原因のもうひとつが、原因となるウイルス遺伝子の変異速度が速いことです。免疫はウイルスの持つタンパク質などの構造に対して成立しているので、これが変化してしまうと、感染を防げずに再び感染してしまいます*²。

　新型コロナウイルス感染症では、従来考えられていたよりもはるかに多くの無症状感染者がいることもわかってきました。症状が出ている人を抑え込むだけでは不十分なので、十分な検査をおこなう、あるいは無症状でも自分を感染者とみなして行動するなど、社会のあり方、病気との戦い方自体が大きく変化し始めています。

＊2　ウイルスの中には、免疫細胞に感染し、免疫の記憶を妨げるものがあるらしいこともわかってきた。

11 インフルエンザ

> インフルエンザは非常に古くから人類を脅かしてきた感染症です。その発見からパンデミックの歴史、そしてこれから起きる可能性がある高病原性インフルエンザについてお話しします。

■ インフルエンザとは

インフルエンザの語源は、ラテン語の Influentia coeli（天の影響）にあるといわれていて、冬季に流行する風邪を「天体の配置によってかかるもの」と考えたことから来ているといわれています。

風邪という言葉が風の邪気がもたらしたもの、という考え方から来ているのにもよく似ています。古い中医学（漢方）では気候などの6つの外因（風・寒・暑・湿・燥・熱）が病気を引き起こすと考えていました。洋の東西を問わず、天体や季節のような外的要因が元と長らく考えられていたことがわかります。

■ インフルエンザ菌

インフルエンザウイルスは100ナノメートル（1ミリメートルの1万分の1）程度とごく小さく、観察するには20世紀に入ってから実用化された電子顕微鏡が必要です。

このため、その病原体が明らかにされるのに長い時間がかかりました。

1892年にリチャード・プファイフェルという研究者がインフ

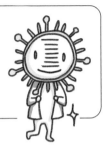

病 原 体	インフルエンザウイルス
感 染 経 路	飛沫感染、接触感染
潜 伏 期 間	1〜2日
症 状	炎症（鼻、のど、気管支）、高熱、倦怠感、筋肉痛、関節痛など

ルエンザの患者から細菌を発見し、インフルエンザ菌と名づけました（プファイフェル菌とも呼ばれます）。1918年のスペイン風邪の流行時に、この菌や肺炎双球菌のワクチンが製造、接種されましたが、いずれも効果がなかったことから、この菌がインフルエンザの原因菌ではないことがわかりました。

　この菌の現在の名前はヘモフィルス・インフルエンザです。B型のものは小児に重い肺炎を引き起こすので、ヘモフィルス・インフルエンザB型には公費で予防接種（略称でHibワクチンと呼ばれています）がおこなわれています。

■ インフルエンザの発見者は日本人？

　1918年のスペイン風邪流行の際に、日本人の山内保（パスツール研究所／帝国大学伝染病研究所）らがイギリスの医学雑誌[1]にインフルエンザの原因が濾過性の病原体であることを報告しており、これがインフルエンザがウイルスだとする世界初の報告であることが知られています。

---

[1]　T. Yamanouchi et al. : Lancet, 1,971 (1919)

しかし、公的にはインフルエンザウイルスの分離、発見は1933年のクリストファー・アンドリュース（英）らによるものとされています。

　ビタミンの発見における鈴木梅太郎とカシミール・フンクを思わせるようなエピソードです[*2]。

■ くり返されたパンデミック

　重い風邪や病気の流行は古くから記録されていますが、症状や流行の記述内容から、インフルエンザのパンデミックだと思われるものが記録されているのは18世紀頃からです。

　インフルエンザには大きく分けてA、B、Cの3つの型がありますが、大きな流行を引き起こすのはA型とB型です。B型は山形型、ビクトリア型の2つの型がありますが、A型は変異が早いため、非常に多くの型（亜型）があります。

　インフルエンザウイルスはスパイクタンパク質と呼ばれるものを持っています。重要なものに細胞に侵入するためのヘマグルチニン（HA）と細胞からの遊離をするためのノイラミニダーゼ（NA）があり、この種類を数字で分類しています。

　ちなみに、近年広く使われるようになった抗インフルエンザ薬は、このノイラミニダーゼを阻害して増殖を妨げます。新型コロナウイルスに抗インフルエンザ薬が効かないのは、感染や増殖の仕組みが異なるからです。

[*2] 鈴木梅太郎は1911年に米ぬかに脚気を予防するオリザニン（現在のビタミンB_1）を発見していたが、訳の不備などのために1912年にカシミール・フンクが米ぬかから発見した「ビタミン」が世界初とされた。

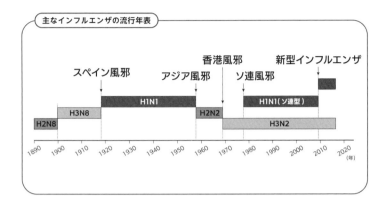

主なインフルエンザの流行年表

スペイン風邪　　　　　アジア風邪　　香港風邪　　新型インフルエンザ

ソ連風邪

H2N8　H3N8　H1N1　H2N2　H1N1（ソ連型）　H3N2

1890 1900 1910 1920 1930 1940 1950 1960 1970 1980 1990 2000 2010 2020
（年）

　パンデミックを起こしてきたインフルエンザの多くはA型です。

　インフルエンザは冬季に流行するため、北半球と南半球で交互に流行します。ワクチンは前年の、あるいは異なる半球の流行の動向を見極めて製造されていますが、流行する型を外すと予防効果が低いことがあります。インフルエンザワクチンは感染の予防効果は70％前後だといわれていて、接種しても感染することがありますが、重症化を抑えて感染拡大を防ぎ、脳炎やギランバレー症候群（神経障害の一種）など重篤な合併症も防ぐ効果が高いといわれています。

　特に新型コロナウイルス感染症のように症状がよく似た感染症が流行している場合、感染を抑止できるワクチンを接種しておくのは大変有効です。感染した場合のリスクが高い高齢者や基礎疾

患をお持ちの方を中心に、積極的に接種していただきたいものだと思います。

■ 高病原性インフルエンザ

インフルエンザは豚、鳥（アヒルや鶏など）、人のあいだで感染する人畜共通感染症のひとつです。一般的に、ウイルスは長い時間をかけて最も効率よく感染を広げるよう、感染率や病原性が変化する（感染者が行動できる程度の症状で、多く増殖できるとより広く感染できる）という仮説があります。

しかし、人への感染能力を獲得したばかりの人畜共通感染症は非常に高い病原性（致死性が高い）を持つことがあります。

2009年に流行したH1N1は豚由来のインフルエンザが人に感染能力を持ったものでしたが、幸いにして致死率はそれほど高くありませんでした。

しかし、高病原性の鳥インフルエンザが人に感染能力を持つ可能性が指摘されており、その場合は新型コロナウイルス感染症に匹敵する、あるいはそれ以上の大きな被害が生じる可能性があるといわれています。

そのため、新型インフルエンザに向けたワクチンを含めた創薬研究も進んでいます。いつ来るかはわかりませんが、いつか必ず来る、という認識を持ちながら、対策を進めたいものです。

12 肺炎

肺炎（肺臓炎）は直接的な死因となることも多く、年間 12 万人
が亡くなっているとされています。そもそも、肺炎とはどのよ
うなものなのでしょう。

■ 呼吸器系の炎症

　感染症に飛沫感染した場合、まずは鼻腔や気管で炎症を起こし
ます。病院では上気道炎や下気道炎と呼ばれています。

　体感的な症状としてはくしゃみや鼻水、鼻づまり、そして咳や
のどの痛みなどです。この炎症が肺に広がると、肺炎となること
があります。

　また、空気感染や飛沫核感染と呼ばれる非常に細かい粒子によ
る感染の場合は、肺の奥に入り込んでいきなり肺炎を引き起こす
ことがあります。

　外部から入ってきた空気は、気道、気管、気管支を経て、肺胞
という小さな袋で血液とガス交換をおこなっています。この肺胞
が炎症を起こすのが典型的な肺炎です。

　肺炎は酸素を取り入れ、二酸化炭素を放出している場所が炎症
を起こすので、発熱や咳、たんといった風邪とよく似た症状以外
に息切れや胸の痛みを感じることがあります。通常の風邪とは異
なる胸の痛みや息切れを感じたら、病院を受診するべきでしょう。

■細菌による肺炎

肺炎を引き起こす病原体はさまざまで、細菌では肺炎球菌、インフルエンザ菌などがあります。肺炎球菌は肺炎レンサ球菌や肺炎双球菌などを含む、ストレプトコッカス属の細菌です。

虫歯の原因となるミュータンス菌、化膿レンサ球菌などと同じグループに属します。日本の高齢者では3〜5％前後が常在菌として持っており、免疫力や体力の衰えによって気管支炎や

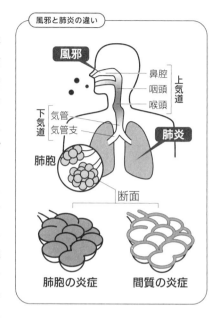

風邪と肺炎の違い

風邪

鼻腔
咽頭　上気道
喉頭

下気道
気管
気管支

肺炎

肺胞

断面

肺胞の炎症　　間質の炎症

肺炎、場合によっては敗血症などの重い合併症を引き起こすことがあるといわれています。

肺炎球菌はワクチンの定期接種が高齢者を対象におこなわれており、重症の感染症を引き起こしている肺炎球菌のうち、5割弱〜6割強の株に効果があるといわれています。65歳以上になったら定期的に接種しておきたいワクチンです。

インフルエンザ菌、特にB型は乳幼児に重い肺炎だけでなく髄膜炎や敗血症などの重い感染症を引き起こすことがあり、HiB

（ヒブ）ワクチン*1 として乳幼児への接種が公費助成されています。アメリカでは、ワクチンの接種により、小児に発生していた HiB による髄膜炎が激減したことが知られており、日本でも高い効果が期待されています。

■ ウイルスによる肺炎

ウイルスによる肺炎は、インフルエンザをはじめとして、風邪をひきおこすライノウイルス、RS ウイルス、パラインフルエンザウイルス、そしてコロナウイルスなどが知られています。

ワクチンがあるウイルスであれば、あらかじめ接種しておくことで感染を減らしたり、重症化を防ぐことができますし、抗ウイルス薬などの特効薬があるものであれば、早期に受診して使用することができれば、肺炎にまで悪化することを防げます。

高齢者や免疫機能が低くなりがちな基礎疾患のある方は、シーズンがはじまる前に予防接種を打ち、体調が悪ければ受診するなど、予防や早期受診を心掛けることが呼びかけられています。

なお、ウイルスには抗生物質は効きませんが、ウイルスによる風邪にも以前は抗生物質がよく処方されていました。これは、風邪をひいて体力が低下すると合併症としての肺炎を起こしやすいので、予防的に投与されていたものです。ただし、最近は耐性菌を作ってしまう危険性があることが知られるようになり、予防的な抗生物質の投与は減ってきています。

＊1　Hib については『11・インフルエンザ』（061 ページ）も参照。

■ それ以外の肺炎

　それ以外にもさまざまな病原体が肺炎の原因となります。肺炎マイコプラズマは健康な大人でも罹患すると長引く咳の原因となるような、気管支炎や肺炎を引き起こします。抗生物質を服用してもよくならないと思ったらマイコプラズマ感染症だった、という経験がある人もおいでかもしれませんが、これはマイコプラズマの特殊性によるものです。マイコプラズマは広義では細菌の一種ですが、細胞壁を持たない真核生物なので、利用できる抗生物質の種類が異なるのです。

■ 高齢者の肺炎

　細菌やウイルス以外の原因でも肺炎は起こります。冬季、特にお正月などに増加するのが高齢者の誤嚥性肺炎です。

　私たちののどには気管をふさぐ蓋があり、ものを飲み込むときに誤って入らないようになっています。しかし、加齢によってこの蓋の機能が低下してきて、唾液や食べ物を飲み込むときに誤って気管に入ってしまうことがあります。これが誤嚥です。

　気管に食べ物が入ってしまった場合はむせることで気道から排出する仕組みがありますが、高齢者ではこのはたらきも弱っているため、異物が肺に入って炎症を起こすことがあります。

　70歳以上の高齢者では肺炎の8割が誤嚥性肺炎であるといわれており、特にお正月のように通常と異なる食べ物を口にするときに発生しやすいといわれています。高齢者は免疫機能が低下し

ているため発熱や咳、たんといった肺炎の症状があらわれないこともあるうえ症状の進行が早く、放置すると命に関わることもあります。

　また、高齢者が一度病床についてしまうと、足腰の衰えや認知症の進行などがおきることもあります。口内の雑菌数が多いと肺炎が起こりやすいので、歯磨きなどの口腔ケアをしっかりおこなうようにしましょう。また、元気がない、体調がおかしいなど、いつもと様子が違う場合はかかりつけの医師に相談し受診するなどの対応が必要でしょう。

■ 新型コロナで知られた間質性肺炎

　新型コロナウイルス感染症が引き起こすことで広く知られるようになったのが間質性肺炎です。これは肺胞ではなく、肺胞のあいだを埋める間質という組織が炎症を起こすもので、治っても線維化といって肺の組織が固くなり、呼吸がうまくおこなえない後遺症を引き起こすことがあります。

　間質性肺炎は抗がん剤の一部などの薬剤の副作用として生じるものもあります。感染によるものではないので抗生物質などの効果はなく、末端の酸素濃度を見ながら必要に応じてステロイドや免疫抑制剤などを利用する、根気強い治療が必要です。

　新型コロナウイルス感染症は感染症科や呼吸器内科の医師が担当することが多いので、医療がひっ迫してくるとこうした肺炎の対応も困難になってきます。新型コロナウイルス感染症の重症者、

死亡者の数だけでなく、数字になりにくいこうした社会的な負担にもきちんと対応していただきたいものです。

■ 加湿器肺炎

　冬季になって加湿器を利用しているお宅も多いと思いますが、加湿器が原因となる肺炎もあることをご存知でしょうか。超音波加湿器では加熱されない水を空中に放出するので、タンク内の水が新鮮ではないと、レジオネラ菌の感染を引き起こしたり、カビによるアレルギー性の気管支炎や間質性肺炎を引き起こすことがあります。加湿器やタンクは定期的に清掃し、水を入れたまま放置しないよう気をつけましょう。

　また、塩素系漂白剤などの次亜塩素酸ナトリウムを含む水溶液を超音波加湿器で噴霧したことで呼吸器疾患を起こした事例もあり、中国では肺炎の患者が報告されています。また、韓国ではかつて加湿器用殺菌剤によって100人以上が亡くなる死亡事故まで発生しています。感染症などの流行時には、殺菌剤や漂白剤を加湿器に入れるとよい、というデマが流れることがあります。健康にかかわる情報はうのみにせず、公的な情報などで正確性を確かめるようにしてください。

　健康であるための工夫のつもりが、かえって健康を損なうことがないように注意しましょう。

13 帯状疱疹
たいじょうほうしん

> 子供の時に水痘にかかると、治った後もウイルスは神経細胞に
> 潜んでいます。老化や過労などが引き金になって、そのウイル
> スが再び活性化して活動を始めると、帯状疱疹が発症します。

■ 水痘が治った後、ウイルスはからだの中に潜伏

水痘帯状疱疹ウイルスにはじめて感染すると、水痘（水ぼうそう）
う）になります[1]。このウイルスは、水痘が治ったあとも一生に
わたって体内の知覚神経の集まる神経節に潜伏します。そして過
労やストレスなどで免疫機能が落ちたとき、ウイルスが再活性化
して、帯状疱疹を発症させます。つまり、水痘帯状疱疹ウイルス
がはじめて感染して起こる病気が水痘で、何年も何十年も潜伏し
ていたウイルスが再活性化で起こるのが帯状疱疹です[2]。

免疫の低下した高齢者に多くみられますが、20 ～ 30 代でも発
症することがあります。

■ ピリピリした痛みから多数の水ぶくれへ

帯状疱疹は、からだの左右のどちらかに多数の水ぶくれができ、
それが帯のように見えることからついた病名です。

まず痛みから始まり、数日～ 1 週間程度続きます[3]。激しい
痛みが生じることが多いです。次に赤い発疹があらわれます。そ
して発疹の上に小さな水ぶくれができ、やがて小豆大の水ぶくれ

---

[1] 『28・水ぼうそう』（110 ページ）参照。
[2] ウイルスの再活性化に何年もの時間がかかるのは、水痘にかかったときに獲得した免疫
が正常にはたらいて抑えこんでいるから。

病原体	水痘帯状疱疹ウイルス（ヒトヘルペスウイルス3）
感染経路	最初にかかる水痘は接触感染や飛沫感染 （人から人へ感染。親から子へ感染することがある）
潜伏期間	水痘が治った後も、ウイルスは体内の神経細胞に 何年も休止状態で潜んでいる
主な生息場所	神経節内のグリア細胞 （神経細胞のはたらきをサポートする細胞）
症状	激しい痛み、多数の水ぶくれ （一生に一度の発症が基本）

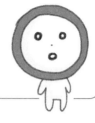

に。はじめは透明ですが、やがて黄色い膿疱（膿がたまった袋）になり、6〜8日で破れ、ただれたり潰瘍になり、かさぶたとなり、かさぶたが落ちて3週間前後で治ります。

　水痘帯状疱疹ウイルスに免疫のない大人が感染すると、肺炎などを起こして重症化しやすく、特に妊婦は胎児にも感染することがあるので注意が必要です。アトピー性皮膚炎の患者は帯状疱疹が重症化しやすいです。

　多くの場合、一生に一度しかかかりませんが、免疫機能が弱まる疾患を持つ人や高齢者では再発する患者が増えています。特に高齢者は、やっかいな後遺症の帯状疱疹後神経痛になってしまう場合があります。これはピリピリとした痛みが続きます。

＊3　ウイルスの活性化のきっかけは、過労やストレス、加齢、悪性腫瘍、エイズなどの免疫不全疾患、放射線照射などで免疫機能が低下したとき。

14 口唇ヘルペス
こうしん

> ピリピリとした痛みを感じた後に、口のまわりに水疱ができる
> 口唇ヘルペスは、単純ヘルペスウイルス1型の感染が原因。一
> 度感染するとウイルスは死滅せずに再発をくり返します。

■ 感染力の強い単純ヘルペスウイルス

　風邪を引いたり高熱が出たとき、ヘルペスウイルスの保持者は、
体調を崩したときなどに唇や口のまわりに水疱を伴う炎症ができ
ることがあります。水疱は、ストレスや疲労時、スキーや海水浴
に行って、紫外線をたくさん浴びたときにもできます。これは**単
純ヘルペスウイルス**が原因です。

　単純ヘルペスウイルスには1型と2型があり、特に1型が口唇
ヘルペスの原因です。口以外でも、腕などに発疹や水疱が出るこ
ともあります*1。

病 原 体	単純ヘルペスウイルス1型（ヒトヘルペスウイルス1）
感 染 経 路	最初は接触感染や飛沫感染 （人から人へ感染。親から子へ感染することがある）
潜 伏 期 間	潜んでいたウイルスがストレスや疲労などで 免疫機能が低下すると再活性化
主な生息場所	最初の感染後、三叉神経節内*2　の神経細胞
症　　　状	唇や口のまわりにピリピリとした違和感や水疱。腕などに発疹や 水疱が出ることもある。何度もくり返すことが少なくない

---

* 1　症状があらわれる場所によって口唇ヘルペス、歯肉ヘルペス、顔面ヘルペスと区別される。
　　最も多いのは口唇ヘルペス。2型は下半身に多く潜伏し、性器など下半身に症状が出る。
　　『41・性器ヘルペスウイルス感染症』（138ページ）参照。

* 2　三叉神経とは脳から眼神経、上顎神経、下顎神経へとつながっている神経。

最初の感染では1型、2型ともからだのどこにでも発症します。そこで、発疹、水ぶくれなどの症状を起こします。1型は三叉神経（さんさ）の神経節に潜伏することが多いので、三叉神経の支配域である顔面を中心にした上半身に症状が出ます。10日〜2週間で徐々に症状が治まります。

　かつては幼児の頃に感染することが多かったのですが、近年では大人になってからの感染が増えています。子どもの頃にかかると軽症ですむ場合が多いのですが、大人になってかかると重症化しやすいです。

■ 特徴は再発をくり返すこと

　感染経路は、ウイルスのついた患部や手に触れることによる人から人への接触や、飛沫による感染が中心です。

　口唇ヘルペスを発症した人の水ぶくれやただれなどの口腔内の粘膜内にはウイルスが多数存在しています。そんな患部に触れれば、手指や物などを介してウイルスに感染します[3]。

　口唇ヘルペスの特徴は、再発をくり返すことです[4]。専門医を受診し、しっかりした診断を仰ぐことが必要です。

再発の場合の経過

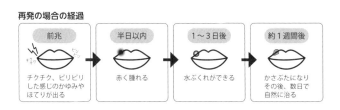

前兆	半日以内	1〜3日後	約1週間後
チクチク、ピリピリした感じのかゆみやほてりが出る	赤く腫れる	水ぶくれができる	かさぶたになりその後、数日で自然に治る

---

［3］ 患部を触れた患者の手に触れたり、患者が使ったタオルやカップをそのまま使ったり、患者がキスをしたりすれば感染の危険がある。

［4］ 単純ヘルペスウイルス1型の再発頻度は年に男性2.2回、女性2.1回。

15 アメーバ赤痢（赤痢アメーバ症）

アメーバ赤痢はマラリアと並んで国際的にメジャーな感染症の
ひとつです。汚染された飲料水や生鮮食品からの経口感染の他
に、男性同性愛者での性感染が目立っています。

■肉眼では見えない原虫による感染症

　病原体の**赤痢アメーバ**は、人体に寄生する性質をもつアメーバ
状の原虫です。この原虫は偽足を出して活発に運動する栄養型と、
運動性がなく、分裂もせず、かたい殻で身を守っている球状のシ
ストの2つの時期があります。

　感染はそのシストを含んだ水や野菜、魚介類などを摂取するこ
とから始まります[*1]。シストは小腸あたりで外側の殻が破れて
中から飛び出してアメーバになり、数回分裂して大腸に到達する
頃には栄養型になり、大腸壁を食い散らしながら増殖してアメー
バ赤痢を起こします。重症例では血便がみられ、これが細菌性赤
痢と似た症状なので赤痢アメーバ症という病名がつきました。赤
痢菌のおこす赤痢とは別ものです。

　早い場合には感染後1週間ほどで大腸壁に穴が開きます。この
穴から栄養型が次々と奥に入り込み、大腸壁を広く深く食いあさ
るので、腸の組織が大きなダメージを受け、腹痛、下痢を引き起
こします。

　増殖した栄養型の一部は、血流に乗って肝臓に移行し、アメー

＊1　栄養型は胃で消化されてしまい、感染力を持たない。

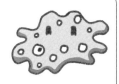

病 原 体	赤痢アメーバ（せきり）
感染経路	シストを含む水や野菜、魚介類摂取 または感染者とのアナルセックス
潜伏期間	1～3週間
主な発生地	熱帯地方
症　　状	下痢、腹痛、しぶり腹、血便、発熱など

バ性肝腫瘍と呼ばれる病態になります。中年の男性に好発します。

　赤痢アメーバは寄生性なので宿主を渡り歩かなければなりません。栄養型のままでは糞便とともに排出されてしまい、生き残れないので、大腸内でシストに変わります。下界に出たシストは次の感染者を待ちます。

　なおアメーバ赤痢は同性間の性感染が多いのが特徴です＊2。

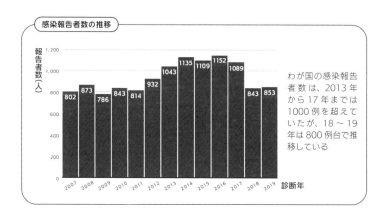

感染報告者数の推移

報告者数（人）

2007	2008	2009	2010	2011	2012	2013	2014	2015	2016	2017	2018	2019
802	873	786	843	814	932	1043	1135	1109	1152	1089	843	853

診断年

わが国の感染報告者数は、2013年から17年までは1000例を超えていたが、18～19年は800例台で推移している

＊2　特に男性同性愛者の口と肛門を使った性交による感染が目立つ。

16 エキノコックス症

北北海道で見られる主にキタキツネが原因になる感染症。潜伏期間 10 年以上になることもあり発見しにくい感染症。野生動物を近づけないことが重要になる。

■ 長期間潜伏するので大変な感染症

　日本では、北海道の北部に多くみられる感染症で、**エキノコックス**という条虫に寄生されることで、長期間の潜伏、進行後発症します*1。

　原因になるエキノコックスは、キタキツネやイヌ、タヌキなどのイヌ科を中心とした肉食動物の腸で増殖し、糞に混入したわずか 0.03 ミリメートルほどの卵胞が、何らかの理由で経口感染することで引き起こされます。もちろん卵胞を放出した動物も発症しているので人畜共通感染症のひとつです。

　孵化して幼虫になったエキノコックスは主に肝臓で成長・増殖をくり返しますが、数年から 10 年以上にわたり自覚症状はなく、最後には黄疸、発熱をはじめさまざまな肝機能障害が起こります。

■ 心配な場合は診断を

　虫卵は熱に弱く、60℃ 10 分間程度の加熱で死滅しますが、分布や感染状況が明らかになっていないことから、正確な経路を追うことが困難なままなのです*2。

＊1　条虫は、扁形（へんけい）動物のうち、成体が人体の消化管中で生息する寄生虫。サナダムシ。北海道の北緯 38 度以上の地域で多くみられ、毎年 20 名程度が感染している。

病 原 体	扁形動物門のエキノコックス
感 染 経 路	鼻・のど・気管からの飛沫感染・接触感染
潜 伏 期 間	成人で 10 ～ 20 年　小児で 5 年程度
主な発生地	主に北海道・世界ではシベリア、南北アメリカ、地中海地域、中東、中央アジア、アフリカ
症　　状	初期症状はほとんどないが、長い時間をかけて肝臓に病巣が形成される。肝臓腫大、黄疸などを起こす

生水を飲まない、沢や井戸などの水は加熱する、山菜などを食べるときにはよく洗う、キツネを近づけない、飼育するイヌの条虫駆除を徹底するなどの方法がとられます。

北海道の根室半島では 20 年ほど前、キタキツネに駆虫剤を与える取り組みをした結果、感染率の低下が確認されていますが、広い北海道全域でこの対策を取るのは現実的ではありません。

野生動物への餌やりなど、人間の軽率な行動で野生動物との距離を近づけるのは慎む必要があるのです。

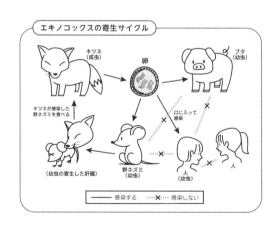

エキノコックスの寄生サイクル

キツネ（成虫）
卵
ブタ（幼虫）
キツネが感染した野ネズミを食べる
口に入って感染
（幼虫の寄生した肝臓）
野ネズミ（幼虫）
（幼虫）
人
―――― 感染する　　×× 感染しない

＊2　北海道のイヌの感染率は 0.2 ～ 1.1％と考えられている。そのイヌが引っ越しなどで北海道外に移動することで全国に広がる可能性が指摘されていて、実際に愛知県などで感染が確認されている。

17 ダニ媒介脳炎

ダニ媒介脳炎ウイルスをもったマダニに噛まれると感染する可能性があります。マダニは、標高 1000 ～ 1400 メートル以下の森林や草原に多く、夏場に活動するので注意が必要です。

■ 日本では北海道での感染被害が多い

ダニ媒介性脳炎ウイルスを保有するマダニは、東ヨーロッパ（ハンガリー、チェコ、オーストリアなど）を中心に森林地帯や草原のほか、流行地域の都市部でも生息しています。これらの地域では、毎年 1 万人程度のダニ媒介脳炎が報告されています。日本では北海道で 1989 年から 2018 年の間に 5 件の被害があり、うち 2 人が死亡しています。

■ 怖いのは脳脊髄炎

ダニ媒介脳炎は、フラビウイルスを保有するマダニ類に刺されることによって感染するウイルス性中枢神経系感染症です。感染すると徐々に髄膜炎[*1]の症状である頭痛・発熱・嘔吐等が見られます。さらに進み脳脊髄炎[*2]を発症すると精神錯乱、こんすい、けいれん、まひなどの中枢神経症があらわれます。

■ 感染を防ぐ対策

流行地域では、無用に森林や草原に立ち入らないようにしまし

---

*1　頭がい骨と脳を保護する膜にウイルスなどが感染した炎症。
*2　神経に障害を起こす病気で、脳と脊髄に起こるさまざまな炎症の総称。

病原体	**ダニ媒介脳炎ウイルス（フラビウイルス属）**
感染経路	脳炎ウイルスをもったマダニに刺される
潜伏期間	3〜4日
主な発生地	東ヨーロッパや北海道の森林や草原
症状	髄膜炎症の症状である頭痛・発熱・嘔吐など

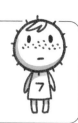

ょう。マダニ類の活動時期は、3〜11月で、特に暖かい夏場がピークです。トレッキングや山菜採りなどの際には、露出の少ない長袖、長ズボンなどの服装が原則です。マダニが生息しそうな場所で長時間座っていたり、キャンプなどは避けてください。そして、DEET（ディート）などの虫除け・ダニよけスプレーも効果があります*3。

　マダニの付きやすい場所は、頭皮、腰部、乳房下部、わきの下などの柔かいところです。

　マダニに噛まれた場合は、早急に、皮膚科などでマダニの頭部が残らないように除去してもらうことが重要です。皮膚に吸着したマダニは、無理に自分で取らずに医師に看てもらい、口器が残らないようにしましょう。

　また、海外では、ダニ媒介脳炎ウイルス（フラビウイルス属）に汚染された生乳を飲んで発病する例もあります。

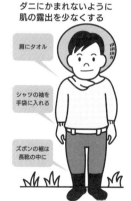

**ダニにかまれないように
肌の露出を少なくする**

肩にタオル

シャツの袖を
手袋に入れる

ズボンの裾は
長靴の中に

---

*3　日本では未認証のダニ媒介脳炎用ワクチン（TBE）もある。

ツツガムシ病

病原体を持ったツツガムシが卵からかえる秋から初冬、または春から初夏に地表にあらわれ、栄養を摂取するために、衣服の隙間などから入り込んで皮膚に吸着します。

■ ツツガムシ病は、日本独自の病気

　ツツガムシは一生のほとんどを土の中で過ごし、5〜6月に卵から幼虫が生まれてきます。幼虫は成長するための養分を必要とし、人や小動物の血を吸い、若虫になると地中に潜り成虫となります。土の中では、昆虫の卵などを摂食して生活しています。

　オリエンティアツツガムシ（大きさはおよそ0.5×2.5マイクロメートル）というリケッチア（細菌の一種）がツツガムシ（ダニ）に取りついて、そのツツガムシが人の皮膚を噛んでうつる病気がツツガムシ病です。**この病原体は、ツツガムシの細胞内に寄生します。**生まれつきオリエンティアツツガムシという菌を持っている有毒ツツガムシは、アカツツガムシ、タテツツガムシ、およびフトゲツツガムシの3種で、それぞれのダニの0.1〜0.3％です。

　日本での疾患は、北海道を除くほぼ全国で発生があり、毎年400〜500人程度の報告があります。このダニの吸着時間は1〜2

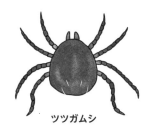

ツツガムシ

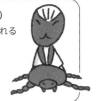

病原体	オリエンティア・ツツガムシ（リケッチア：細菌）
感染経路	病原体を保菌しているツツガムシに噛まれ吸着される
潜伏期間	5〜14日
主な生息場所	北海道を除く全国
症状	39℃以上の高熱や頭痛、倦怠感、からだに発疹

日で、人などへ病原体が移るのはおよそ6時間以上必要と報告されています。

■ 治療が遅れると重症化、死亡することも

　症状は、発熱や頭痛、発疹*1があります。**発熱、刺し口、発疹の3つがそろうとツツガムシ病と診断されます。**また、刺し口近くや全身のリンパ節が腫れます。刺し口は、黒いかさぶたのようになります。

　治療には、抗生物質のテトラサイクリンやミノサイクリンなどの投与が有効です。

　予防は、ツツガムシが生息していそうな野山や田畑、河川敷は気をつけるとともに、ディート成分が含まれている虫除けスプレーの適宜使用することがお勧めです。衣服の隙間から入り込むことがあるので帰宅後は、着替えやシャワーを浴びることも有効です。ツツガムシ病の予防にはワクチンはありませんので、ダニの吸着を防ぐことが最も重要です。

＊1　似たようなリケッチア症に日本紅斑熱やSFTS（重症熱性血小板減少症候群）があり、ツツガムシ病より潜伏期が短く、重症になることがある。

19 ヘリコバクター・ピロリ感染症

胃は、胃酸（成分は塩酸）を出していて、常に酸性に保たれています。そんな人の胃に感染しているピロリ菌。ピロリ菌に感染すると、胃炎や胃潰瘍などをくり返しやすくなります。

■酸を中和して胃内でくらす細菌

ピロリ菌[1]は、菌体の端に数本（4〜8本）の鞭毛を持った、実に奇妙な形をした細菌です。

胃は胃酸によって強い酸性に保たれていますが、ピロリ菌は胃粘膜中の尿素をアンモニアと二酸化炭素に分解する酵素を出し、アンモニアで胃酸を中和して胃の粘膜表面にくらしています。

ピロリ菌に感染していると、急性胃炎や慢性活動性胃炎になりやすくなり、放置すると胃潰瘍、十二指腸潰瘍をくり返しやすくなります。さらに、潰瘍などの炎症があるとDNAに傷がつきやすくなるので、長い時間をかけて胃がんの原因になると考えられています。

■ピロリ菌除菌のプラス面とマイナス面

感染率は発展途上国で高く、成人の70〜80％に達します。

日本人の40歳以上では70％、20歳以下では10〜20％がピロリ菌に感染しているといわれ、世代差が大きいです。

また、ピロリ菌感染は血液検査でわかります[2]。

---

[1] 正式名称はヘリコバクター・ピロリ。
[2] 検査は比較的安価で、からだへの負担は小さい。

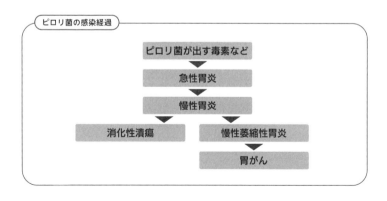

病原体	ヘリコバクター・ピロリ（ピロリ菌）
感染経路	免疫機能が未熟な乳幼児の頃に、食べ物の口移しなどで感染。胃で増殖
潜伏期間	感染後症状が出るまで何年、何十年とかかる
主な生息地	胃
症状	胃炎や胃潰瘍、十二指腸潰瘍をくり返しやすくなり、胃がんの危険性が高くなる

　除菌は抗生物質や胃酸分泌を抑える薬を用います[3]。除菌すると胃酸の分泌が高まります。除菌のプラス面は、胃潰瘍・十二指腸潰瘍の再発防止や慢性胃炎の改善、胃がん発症の危険性の低下があります。一方マイナス面は、逆流性食道炎が起こる可能性が高まり、食道がん（特に腺がん）の危険性が上がることです。

　危険性としてはピロリ菌で胃がんになるほうが大きいとされています。

ピロリ菌の感染経過

ピロリ菌が出す毒素など
↓
急性胃炎
↓
慢性胃炎
↓
消化性潰瘍　　慢性萎縮性胃炎
↓
胃がん

＊3　除菌がされたかどうかは、尿素試薬を飲んで、呼気から、その尿素が分解された二酸化炭素が出るかどうかを調べる尿素呼気試験で判定する。

真菌症の代表の水虫、いんきんたむしは、あらゆる感染症の中で最も発生率が高く、感染者は全人口の約10％を優に超えると考えられています。

■ 白癬菌はカビの仲間

水虫、いんきんたむしの原因は**白癬菌**（皮膚糸状菌ともいう）というカビの仲間です。

水虫は主に足の裏や指の間に、たむしはからだに、いんきんは股にできます。ときには爪にまで感染。それが俗にいう爪水虫です。頭部にできるしらくもも白癬菌によります。

病原体	白癬菌
感染経路	素足への接触感染。人から人への感染。タオル、バスマットやスリッパなど、共有で使うものが多い生活を一緒にしている人にはとても感染しやすい
潜伏期間	プールや銭湯・温泉でも感染感染に最低24時間。感染後長期間潜伏もする
主な生息場所	水虫は足の裏や指の間など。たむしはからだ表面全体、いんきんたむしは股、しらくもは頭部
症状	水虫は水疱、ただれ、かゆみ。たむし、いんきんたむしは小さな円形の紅斑とそのまわりに湿疹、かゆみ。しらくもは乾燥したうろこ状の斑、斑状の脱毛、またはその両方、かゆみ

症状は、赤い斑点、さらに進むと丘疹（きゅうしん）、水疱（すいほう）、膿疱（のうほう）（膿を持った水ぶくれ）、びらん（ただれ）などがあらわれます。白癬菌が角質を分解してしだいに菌糸を伸ばして成長していくと、かゆみを生じるようになります。

そこまでいくと、からだのほうも突然入ってきた異物に対して反応するので炎症*1が生じます。そのとき白癬菌は菌糸がしだいにふくらんで球状になり、生

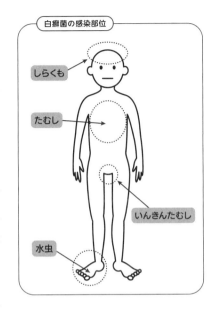

白癬菌の感染部位

しらくも

たむし

いんきんたむし

水虫

体からの攻撃に耐え、球状の細胞の数％は生き残って、炎症がおさまった頃にまた菌糸を伸ばします。こんな一種の耐久細胞への変身ができるので水虫はしぶといのです。

また水虫などはいったん治っても再感染します。すでに死んだ細胞である角質層だけに感染するので、免疫ができにくいからです。

真菌症は、人から人、ペットから人といった経路でうつります。スポーツなどで接触したり、ペットや家畜と接触したりして感染することが多くみられます。

＊1　炎症は白血球や浸出液中の殺菌物質が白癬菌を攻撃している場所で起こる。

■水虫の予防と治療

　毎日入浴し、石けんで洗うなど清潔を心がけましょう。洗ったあとは水分をしっかりふき取り、しっかり乾燥させます。

　バスマット、タオル、スリッパなどを共用しないようにして、通気性のよい靴下、靴をはきましょう。靴をはく時間をできるだけ短くしましょう。

　治療は、ぬり薬と飲み薬があります。成分的には市販薬と医師が使うものはほとんど同じです（もちろん医師の処方薬のほうが強力）。

　爪白癬や皮ふが厚く硬くなった角化型の水虫は、医師に相談して飲み薬による治療を受ける必要があります。おそらく2カ月以上飲み続けないと効果が出てこないでしょう。

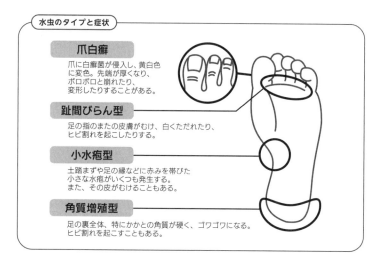

水虫のタイプと症状

爪白癬
爪に白癬菌が侵入し、黄白色に変色。先端が厚くなり、ボロボロと崩れたり、変形したりすることがある。

趾間びらん型
足の指のまたの皮膚がむけ、白くただれたり、ヒビ割れを起こしたりする。

小水疱型
土踏まずや足の縁などに赤みを帯びた小さな水疱がいくつも発生する。また、その皮がむけることもある。

角質増殖型
足の裏全体、特にかかとの角質が硬く、ゴワゴワになる。ヒビ割れを起こすこともある。

食中毒を起こす
感染症

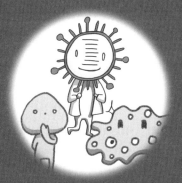

21　そもそも「食中毒」って何？

最も身近に、しかも頻繁に起こっている感染症といえば細菌・ウイルスによる食中毒でしょう。「つけない」「増やさない」「洗い流す」「消毒を徹底する」ことが大切です。

■ 身のまわりに潜む食中毒の危険性

食中毒とは、食べ物や飲み物などに含まれていた有害または有毒な物質を摂取することにより、腸などの消化器の症状（下痢、嘔吐、腹痛、発熱など）を中心として発症する病気のことをいいます。

食中毒の原因は、**微生物**（細菌、カビやウイルス）、**自然毒**（フグ、貝、キノコなど）、**化学物質**の3つに大別されます。他にアニサキスのような**寄生虫**によるものがあります。

最も影響が大きいのは微生物です。昔と違って、今の食品は低塩分、低糖度のものが多いので、より微生物が増殖しやすい状況にあります。

私たちの身のまわりには、常に食中毒の危険が潜んでいるといっても過言ではありません。

厚生労働省へ報告された食中毒は、2019年までの3年間の報告をみると、患者数は年間1万3千〜1万7千人程度でした[*1]。患者数の上位6位は、次の表のようにノロウイルス、カンピロバクター、ウェルシュ菌、サルモネラ属菌、病原大腸菌、ブドウ球菌の順で、これらが菌・ウイルス患者数全体の大半を占めました。

＊1　食中毒統計は、患者を診断した医師が保健所に報告し、さらに保健所から都道府県の衛生部、衛生部から厚労省へと報告したものをまとめたもの。

食中毒の発生件数

原因菌・ウイルス	2019 年	2018 年	2017 年	3 年合計
ノロウイルス	6,889	8,475	8,496	23,860
カンピロバクター	1,937	1,995	2,315	6,247
ウェルシュ菌	1,166	2,319	1,220	4,705
サルモネラ属菌	476	640	1,183	2,299
ブドウ球菌	393	405	336	1,134
その他の病原大腸菌	373	404	1,046	1,823
腸管出血性大腸菌	165	456	168	789
セレウス菌	229	86	38	353
合計	11,628	14,780	14,802	41,210

(資料：厚生労働省、単位：人)

■ **風邪や寝冷えと思った体調不良が実は食中毒の可能性も**

　米国では、能動的、積極的な疫学調査[*2]をおこなっていて、食中毒の実際の発生状況の推定がなされています。これによれば年間650万〜3300万人が食中毒になっていると推測されています。

　米国の人口はわが国のほぼ倍あるので、わが国では大雑把にいって年に300万〜1千万人余と考えても大袈裟ではないでしょう。つまり、実際の食中毒の件数は、厚生労働省に報告された食中毒

[*2]　疫学調査とは、病気などがいつ、どこで、どのような人に、どのくらい起こっているか、またそれに関連することなどについて社会集団を対象に調査すること。結果を数字としてまとめ、対策を立てるために役立てる。

の件数の少なくとも 100 倍以上はあることになります。

　風邪や寝冷えと思った症状が、実際は食中毒だったかもしれないのです。家庭での食中毒の発生では症状が軽かったり、発症する人が 1 人や 2 人のことが多いので気づきにくいのです。

▮ 冷蔵庫の過信は絶対に禁物

　細菌による食中毒で最も多いのはカンピロバクター菌によるもの＊3 ですが、この細菌は低温に強く 4℃ でも長期間生存します。ということは、冷蔵庫の過信は絶対に禁物だということです。

　実は、**細菌やウイルスによる食中毒は、冷蔵庫による保存で防げるものではありません**。冷蔵庫では殺菌できないからです。

　冷蔵庫は細菌やウイルスを増やさないことに効果的ですが、やっつけられないことを知っておくといいでしょう。

▮ 食中毒にならないために

　細菌やウイルスによる食中毒の多くは、真空保存による増殖防止や加熱による殺菌が有効です。

　しかし、黄色ブドウ球菌の毒素のように耐熱性の高いものや、ボツリヌス菌のように耐真空性が高いものもあるので、**「つけない、洗い流す」「増やさない」「菌をやっつける」** ことが大切です。

　冷蔵庫や冷凍庫は、過信しないでうまく使うことです。

　冷蔵庫や冷凍庫で食品を保存するときの原則があります。

＊3　『24・パンピロバクター食中毒』（100 ページ）参照。

- 食品をラップでくるむ。汚染・乾燥・変色・着臭を防ぐため。
- 冷蔵庫や冷凍庫の詰めすぎに注意する。めやすは5割程度。詰めても7割程度までにする。
- 冷蔵庫の温度管理のめやすは、冷蔵庫は10℃以下、冷凍庫は、−15℃以下。細菌の多くは、37℃前後でもっともよく増殖。10℃では増殖がゆっくりとなり、−15℃では増殖が停止する[*4]。
- 熱い食品をそのまま入れない。
- むだな扉の開閉をしない。扉の閉め忘れをしない。

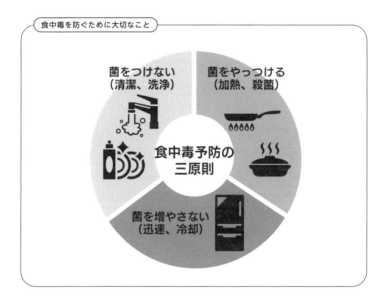

食中毒を防ぐために大切なこと

菌をつけない
（清潔、洗浄）

菌をやっつける
（加熱、殺菌）

食中毒予防の
三原則

菌を増やさない
（迅速、冷却）

[*4] 細菌が死ぬわけではないので、冷蔵庫を過信せず、賞味期限の近いもの、使いかけの食材などは手前の目立つところに置き、早めに消費する。

ノロウイルス食中毒（ノロウイルス感染症）

かつては「食中毒は夏に多い。夏が来たら食中毒に注意しましょう」といわれていたのが、患者数が一番多いノロウイルス食中毒が冬に多いことから、その認識は改められました。

■感染者の吐しゃ物と便から、人から人へ感染が続く

ノロウイルス*1 を持ったカキを生で食べて食中毒になる場合や、感染した人の便や吐しゃ物、あるいはそれらが乾燥したものから出るチリやホコリに含まれるノロウイルスにより経口感染する場合があります。

ノロウイルスは乾燥に強く60℃程度の温度や、胃酸でも死滅しません。そのため感染者が使ったトイレやドアノブなどに触れて、ウイルスが口に入って広まることもあります。最も危険な感染源は、感染者の吐しゃ物と便なのです。

一般的に細菌性の食中毒は夏に流行する一方、ノロウイルス食中毒はほとんどが冬に発症し、特に12月から1月に患者数のピークを示します。

ノロウイルスは、秋頃にまず小児や高齢者など抵抗力が弱い集団が感染し、流行します。その後に小児や高齢者などに関わった成人が感染し、この成人が飲食・食品業界にウイルスを持ち込むことで食中毒が発生するというパターンがくり返されている傾向にあります。

---

*1　直径30〜38ナノメートル程度の正二十面体をしており、ウイルスの中でも小さい。

病 原 体	ノロウイルス
感染経路	汚染された手指や食品などを介する経口感染
潜伏期間	24 ～ 48 時間
症 状	嘔吐、下痢、腹痛など

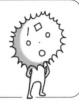

■ ひどい場合には水様便が１日に10回以上もくり返す

　感染すると、非細菌性急性胃腸炎を起こし、下痢（水様便）や嘔吐（突発性）の症状が出ます。ときに腹痛、発熱を伴います。

　潜伏期は１～２日とされています。

　患者の便１グラム中には約20億個、吐しゃ物１グラム中には約２千万個のノロウイルスが含まれており、10～100個で感染が起こるとされます＊²。

■ ノロウイルス食中毒の予防

　ノロウイルスはエンベロープを持っておらず、アルコール消毒が効きにくいです。流水と石けんで洗い流してしまうことが一番の予防につながります。

　また、カキなどの貝類は中心温度が85～90℃で90秒以上といった十分な加熱をし、調理器具は熱湯消毒か、塩素消毒をします＊³。食中毒の予防は、「しっかり手洗い」「しっかり加熱」が原則です。

＊２　近年は、症状の出ない不顕性感染者による人から人への集団感染が多くみられる。不顕性感染者の便中には、症状が出る人と同じくらい大量のウイルスが含まれていることがわかっている。
＊３　塩素消毒液は次亜塩素酸ナトリウムを含んだ家庭用の塩素系漂白剤を水で薄めたものを利用できる。

■家族に感染者が出たら

ノロウイルスの感染が疑われる場合は、受診して診断を受けることです。

主な症状が下痢のため、脱水症状を起こさないよう水分をしっかりとらせます。**感染すると症状が治まっても数週間にわたり便中にウイルスが排出され続けます。**吐しゃ物や下痢に含まれるウイルスが舞い上がり空気感染することがあります。そのため、吐しゃ物の処理やトイレの後、食事前の手洗いの徹底などが重要になります。

吐しゃ物の処理方法は、次のような手順です。予想以上に飛散するので素早く適切に処理します。

吐しゃ物の処理方法

①使い捨ての手袋とマスクをつける

②便や吐いたもので汚れた床は、塩素消毒液を含ませた布で覆い、しばらくそのまま置いて消毒する

③便や吐いたものはペーパータオルなどで静かに取り除く

④汚れた布は塩素消毒液に浸して消毒する

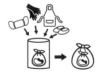

⑤使い終わった手袋、マスクなど、捨てるものはビニール袋などに密閉する

⑥手洗いをする

---

23 ウェルシュ菌食中毒

> ウェルシュ菌は耐熱芽胞と呼ばれる高温に耐える状態になります。加熱調理に耐えるため、カレーやシチュー、チャーシューなどの煮物で増殖することがあります。

■ 高温に耐え、20〜50℃で増殖

ウェルシュ菌は大腸内の常在菌で、下水、河川、海など私たちの身近に広く存在しています。

ウェルシュ菌を含むクロストリジウム属の細菌は**嫌気性**で、酸素濃度が低いところで増殖します。ウェルシュ菌にはいくつかのタイプがありますが、毒素をつくり出すタイプのウェルシュ菌を大量に取り込むと食中毒になります。

ウェルシュ菌は、耐熱芽胞と呼ばれる高温に耐える形態になります。

この状態になると、**100℃に加熱しても1〜5時間程度耐える**と考えられています。また、50℃程度まで温度が下がると急速に増殖を始めます。42〜47℃で最もよく増殖し、この温度では10分に1回と高速で分裂します。37℃程度で最も多くの毒素を産生します。

おおむね食品1グラムあたり10万個以上にまで増えた食品を食べることで感染し、食中毒を発症します。

病 原 体	ウェルシュ菌
感 染 経 路	病原体が増殖した食品の摂取
潜 伏 期 間	6〜18時間（平均10時間）
主な生息場所	動物の腸内、下水、河川、海など
症 状	下痢

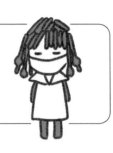

■ 腸内で毒素をつくる

　ウェルシュ菌は、摂食に伴って取り込まれると腸内で増殖しながら、芽胞を形成します。このときに毒素を合成します。この毒素が腸管の表面にある細胞に結合すると、細胞膜に穴をあけて細胞を殺してしまいます。それによって食中毒の症状を引き起こします。

　ウェルシュ菌食中毒の主な症状は腹痛と下痢です。ウェルシュ菌が増殖した食品を食べてからおよそ6〜18時間（平均10時間）で発症します。水のような便から柔らかい便が1日数回でるという症状が多く、ほとんどは1〜2日で回復します。予後は良好です。

　上記の増殖の特徴から、煮物やカレー、シチュー、チャーシューなどで感染が多くなっています。これらの食品は加熱調理していますが、耐熱芽胞はこの熱に耐え、加熱後食品が冷えていく過程で増殖に適した温度を通過するときに増殖するのです＊1。

■ 予防法

　ウェルシュ菌は自然界に広く常在する細菌であるため、食材に

＊1　このような特性から、給食で発生しやすく、1回の事故で食中毒になる人の数が多いのも特徴。そのため別名「給食病」と呼ばれることもある。

ウェルシュ菌が付着しないようにすることは不可能です。予防にあたっては、1グラムあたり10万個以上にウェルシュ菌を食品中で増殖させないことが重要です。**ウェルシュ菌は 10 ～ 50℃で増殖するので、食品をこの温度に置かないことにより、増殖を避けられます。**

　大きな鍋で煮物やカレー、シチューなどを大量に作ると、保温性が高くなり、ウェルシュ菌が増えやすい温度が長く続きます。その間にウェルシュ菌が大量に増えます。とくに一晩おいた煮物などで食中毒になることが多いのです。

　そこで、**加熱して調理をした食品は小分けにして、水冷や氷冷により速やかに冷やし、菌の増殖を防ぐことが大切です**[2]。

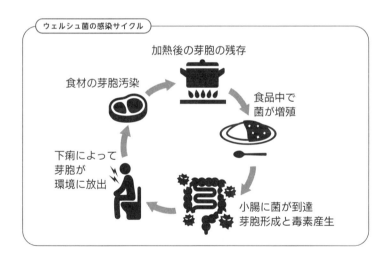

ウェルシュ菌の感染サイクル

加熱後の芽胞の残存

食材の芽胞汚染

食品中で菌が増殖

下痢によって芽胞が環境に放出

小腸に菌が到達芽胞形成と毒素産生

＊2　粗熱をとったら冷蔵庫で保存するとよい。

24 カンピロバクター食中毒

> ウシやニワトリの腸管にいる細菌感染症で、腹痛、下痢、発熱など食中毒の症状を示します。1〜3週間後に手足や顔面の麻痺を起こす「ギランバレー症候群」を発症することもあります。

■ 食中毒事件件数でトップ

　日本で発生する食中毒事件のうち、細菌による食中毒では1位[*1]、患者数でも1位、2位を争う状況です。

■ 症状と診断

　カンピロバクターによる食中毒は、潜伏期間が2〜5日と比較的長いことが特徴です。症状は下痢、発熱、腹痛、嘔吐、頭痛、悪寒などで、血管出血性大腸菌、サルモネラ菌、腸炎ビブリオ菌による食中毒と症状から見分けることは困難です。そこで糞便からカンピロバクターを検出することで診断できます。

病 原 体	**カンピロバクター**
感染経路	十分加熱されていない食肉の摂取
潜伏期間	2〜5日
主な生息場所	ウシやニワトリ、ペットの腸内
症　　状	下痢、発熱、腹痛、嘔吐、頭痛、悪寒

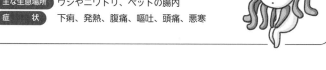

＊1　食中毒全体では、ノロウイルスによるものが最も多い。『22・ノロウイルス食中毒（ノロウイルス感染症）』（094ページ）参照。

■ 治療法

　多くの患者では2〜5日で自然治癒するので、特別な治療は必要ありません。ただし重症例では、抗生物質を使うこともあります。幼児、高齢者、免疫系の病気などで抵抗力が衰えている場合にまれに重症化することがあります。

　また、カンピロバクターによる食中毒発症後1〜3週間後に**ギランバレー症候群**を発症することがあります。ギランバレー症候群は手足や顔面の麻痺、呼吸困難などの症状が出る神経の病気です。ギランバレー症候群になると完治まで数年を要したり、足の麻痺が後遺症として残ったりすることもあります。

■ 予防法

　カンピロバクターは高温に比較的弱いので、**75℃以上で1分以上加熱すると消毒できます**。また食肉を触った場合には、手についているカンピロバクターをお皿などに広げないようによく手洗いすることも有効です。まな板を使うときには、生食のサラダなどは先に調理し、そのあとで鶏肉などを調理するとよいでしょう。

　とりわけ、ニワトリで多くの食肉からカンピロバクターが検出されています。そのため厚生労働省は2018年3月に、加熱用の鶏肉を刺身で提供した飲食店について厳正な措置を講じるよう通知を出しました。

25 サルモネラ食中毒（サルモネラ感染症）

> サルモネラ食中毒の原因は、サルモネラに汚染されている肉や
> 卵が原材料の場合が多いです。卵が少々サルモネラに汚染され
> ていても割っていない・割れていない新鮮なときは安全です。

■腸チフスやパラチフスもサルモネラ属菌の仲間

　サルモネラ属菌はニワトリや牛などの家畜のほか、ペットや野
生動物も持っています。腸管に常在細菌としてすみついていて、
これらの動物の糞中に含まれる菌がついた飲食物を口にすること
で感染します。

　実は食中毒を起こすサルモネラ菌と、腸チフスを起こすチフス
菌やパラチフスを起こすパラチフス菌は同属の仲間です。ただし、
チフスやパラチフスは激しい全身症状を起こすため、法定伝染病
として区別されています。

　そこで、チフス菌とパラチフス菌を除く、その他のサルモネラ

病 原 体	**サルモネラ属菌**
感 染 経 路	食品を介した経口感染。主な原因食品は、牛、豚、ニワトリなどの食肉、鶏卵
潜 伏 期 間	6〜48時間（通常は半日程度）
主な生息場所	牛、豚、ニワトリなどの家畜のほか、ペットや野生動物も保菌しており、糞中に含まれる
症 　 状	水様の下痢が中心。嘔吐、腹痛、発熱を伴う

属菌を原因とする食中毒がサルモネラ食中毒（サルモネラ感染症）とされています。

■日本では生卵が食べられる！

　症状は下痢や嘔吐、腹痛が中心で、重症化すると便に血液や粘液が混ざる症状が出て、それが数日間続きます。通常、死に至ることはありませんが、重症化して、けいれん、意識障害を起こして死にいたることもあります。

　原因となるものに、卵（加工品含む）、食肉製品、乳製品などがあり、食中毒事件数が多い原因食品は、洋菓子、オムレツ、自家製マヨネーズ、卵納豆、だし巻き卵、卵入りどんぶり、とろろ、卵焼きなどで、卵とサルモネラの関係性が多くみられます。

　欧米では生卵はサルモネラ菌に汚染された危険なものという認識で、生卵を食べるのはゲテモノ食いと捉えられてしまいます。

　日本では生卵を食べる習慣があるため、パックに詰められる前のセンターで、傷卵・血卵などを除いた後、次亜塩素酸ナトリウム水溶液などで消毒・洗卵しています[*1]。また生食しても問題が生じない冷蔵保存の賞味期限を設定・表示しています。

　購入した卵はすぐに冷蔵保存します。そのとき、雑菌などが殻にあいた無数の穴から入り込むので水で卵を洗わないこと。生食する場合は、賞味期限内に、卵を割ってすぐに食べることです[*2]。

　賞味期限を過ぎた卵は、十分に加熱して（75℃以上で1分以上または65℃で5分以上）調理すれば問題ありません。

[*1] 放し飼いや自然卵と称する養鶏場の宅配などの生産卵については、この工程の有無は、生産者を信頼するしかない。
[*2] ただし、抵抗力の低い2歳以下の幼児、乳児、高齢者、妊娠中の女性は生食は避ける。

26 黄色ブドウ球菌食中毒（黄色ブドウ球菌感染症）

> わが国の黄色ブドウ球菌による食中毒は、ご飯もの（おにぎり、いなり寿司、巻き寿司、おはぎ）、弁当類やサンドイッチ類でも起こっています。素手で触れて調理加工する食品です。

■毒素によって起こる食中毒

皮膚常在菌のひとつが**黄色ブドウ球菌**です。黄色ブドウ球菌は、すべての人の皮膚にいるわけではありません。**健康人の30～40％の鼻の中**（鼻前庭）に常在しています。黄色ブドウ球菌を持っている人は鼻を指でほじれば手に付着します。

黄色ブドウ球菌が食品の中でまとまって増えると、熱に強く、加熱では破壊できない毒素（エンテロトキシン）ができます[*1]。

毒素ができても何のにおいもしませんし、色も変化しません。汚染された調理済み食品を再加熱しても毒素は消えません。食中毒はこの毒素によって起こります。

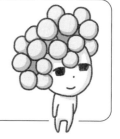

病 原 体	黄色ブドウ球菌
感 染 経 路	皮膚などに常在する菌が増殖した食品や水を摂取することで発症
潜 伏 期 間	1～5時間
主な生息場所	鼻の中や皮膚などの身近なところに存在
症 状	吐き気、嘔吐、腹痛、下痢、血便など

---

*1　ただし、黄色ブドウ球菌のすべてが食中毒などの感染症を起こすわけではない。毒素エンテロトキシンをつくる菌株だけが原因となる。

■ おにぎりは素手で握る発酵食品か？

　寄生虫研究で有名で、カイチュウ博士との異名もとる藤田紘一郎氏が登場する「手塩にかけたおにぎりは、おいしい発酵食？」と題したの記事＊2がありました。その記事で、藤田氏は、「おにぎりは発酵食品と同じ」であり、「衛生に配慮してビニール手袋やラップでにぎられたおにぎりに発酵食品の価値はありません。おにぎりを素手でにぎる効用は体内に乳酸菌などの常在菌を取り込むことです」と述べていました。

　これは、とても危険なことを勧めています。

　手はさまざまなものに触れています。その結果、手を感染源とする食中毒は多いのです。**調理前の手洗いはすべての食中毒予防の基本**です。とくに**手指に傷があると、化膿の原因菌である黄色ブドウ球菌で汚染されている可能性は高い**です。したがって手指に傷がある人は調理に従事させないことも、黄色ブドウ球菌による食中毒予防の鉄則です。

　ご飯は水分があって温かいので黄色ブドウ球菌の発育に都合がよいので、以前はおにぎりによる食中毒が多かったのですが、コンビニでおにぎりがいつでも買えるようになって減少しています。これは製造にあたっておにぎりに手が触れないように、使い捨て手袋の使用や機械化・自動化が効果を上げてきたからです。

　藤田氏のいうことを真に受けていると、家族を危険な目に遭わせることになりかねません。

＊2　『クロワッサン』（2018年5月25日号）。

27 病原性大腸菌による食中毒

火の通りの悪い肉を食べることで、死者が出るほどの下痢症状を引き起こす感染症です。原因菌の病原性大腸菌の中でも O157 型が最も恐れられています。

■病原性大腸菌

大腸菌は名前の通り、ほとんどは腸管の中に生息していて病気を起こしません。しかし、なかには下痢や腸炎を起こすものがあり、それらを病原性大腸菌と呼びます。大腸菌には多くの種類があり[*1]、とくに大腸菌 O157 は集団食中毒で原因菌として見つけられることが多く、赤痢菌の志賀毒素に似たベロ毒素を出すのが特徴です。O157 の場合、その感染力の強さから集団食中毒の事例が世界的に多くみられます。

たかが下痢と思いがちですが、トイレットペーパーに血がついてきたら要注意です。食中毒菌にもいろいろとあるのですが、**血便の症状をもたらすものは大変少ない**です。数日以内に加熱不十分な肉や生肉に触れた食材を食べていたなら、できるだけ早く受診しましょう。

感染経路や下痢症状から病原性大腸菌を 5 種類に分けることができます[*2]。このうち腸管出血性大腸菌のひとつが O157 で、毒素は**ベロ毒素**と呼ばれます。ベロ毒素とは、なかなか死なないベロ細胞[*3]にさえ致死性のある毒素タンパク質のことで、大変強

---

*1 腸管出血性のものは O26、O111、O157 が知られている。

*2 腸管病原性大腸菌（EPEC）、腸管組織侵入性大腸菌（EIEC）、腸管毒素原性大腸菌（ETEC）、腸管出血性大腸菌（EHEC）、腸管凝集接着性大腸菌（EAggEC）

<table>
<tr><td>病　原　体</td><td>**病原性大腸菌**（びょうげんせいだいちょうきん）</td></tr>
<tr><td>感染経路</td><td>人獣共通のため人や動物の排せつ物から食品に直接汚染、
あるいは手指を介した二次汚染</td></tr>
<tr><td>潜伏期間</td><td>12時間から8日（平均3.8日）</td></tr>
<tr><td>主な生息場所</td><td>人や動物の腸内</td></tr>
<tr><td>症　　状</td><td>腹痛、下痢、発熱、吐き気、頭痛、
血便、溶結性貧血、急性腎炎など</td></tr>
</table>

病原性大腸菌による食中毒の経過と予防策

菌を口から接種
3〜7日の潜伏期間

↓

激しい腹痛と
水様性の下痢

↓

血便
出血性大腸炎

↓ 重症化すると

血小板減少、貧血
急性腎不全（3大症状）
溶血性尿毒症症候群

主な予防策

・野菜は肉の前に調理し、
　すぐに冷蔵庫にしまう

・牛レバーなどの生食は
　控える

・肉は中心部の温度が
　75℃で1分以上加熱

力なのです。

　大腸菌が赤痢菌の持っていた毒素遺伝子を偶然受け取ったようです。ベロ毒素は細胞を自己細胞死させます。特に腎臓（じん）に作用すると溶血性尿毒症を引き起こし、脳細胞に対しては急性脳炎を引き起こすため致死性が高くなるのです。抵抗力が弱い乳幼児や高齢者が感染すると血便、HUS（溶血性尿毒症症候群）になり、最悪

＊3　アフリカミドリザルから得られた培養細胞のこと。さまざまなウイルスに感染しやすく、
　　ワクチンの製造に役立っている。

の場合、意識不明や死亡に至ります。そのリスクは、10歳未満が7.2％と非常に高く、日本でも毎年死者が出ています。

■感染対策

病原性大腸菌特有の予防法はなく、一般的な食中毒予防をすれば感染と中毒を防ぐことができます。

1. 調理の前には手を洗う。
2. 洗える食材は洗う。
3. 食べる直前まで食材を冷蔵する。
4. 加熱に弱いため、食品の中心温度を75℃以上で1分以上加熱する。特にハンバーグなど。
5. 調理後はできるだけ早く食べる。

■治療法

下痢なら家庭にある下痢止めを飲めば収まります。もしも経験したことのない下痢だと感じたら、すぐに診察を受けるようにしましょう。

治療には、病原菌を殺すため抗菌剤（抗生物質）がまず処方されますが、病原菌が移動してしぶとく体内に居残ることがあります。さらに、抗菌剤ではすでに病原菌が放出した毒素が残されます。そこで毒素を取り除くため吸着剤を使うこともあります。さらに悪化すると、腎臓がダメージを受けて人工透析が必要になることもあります。

第 **4** 章

小児がよくかかる 感染症

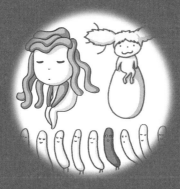

28 水ぼうそう

> 水ぼうそうは、水痘帯状疱疹ウイルスによる感染症で、感染力が非常に強く、発疹は小さな斑点でかゆみがあり、水疱（水ぶくれ）ができ、その後、かさぶたになります。

■ ほとんどの小児に起こるが、ワクチンにより減少

水ぼうそう（水疱瘡）は、正式には**水痘**といいます。病原体はヘルペスウイルスの仲間の水痘帯状疱疹ウイルスで、感染力が非常に強い病気です。

小児にかかりやすく感染力が強いため、保育園・幼稚園や学校、病院など、同じ部屋にいるだけで高い感染力をもちます。

ワクチン接種が始まる前までは、9歳以下の小児の9割程度が発症していました。感染してから2週間ほどは何もなく、急に赤い小さな発疹があらわれ、その後全身に広がり、発疹が水ぶくれになり、膿がたまり、かさぶたになります。治るまで学校に行くことはできません[1]。しかし、まれにワクチン接種を受けた小児が水痘になることもあります。この場合、通常は発疹は軽く、発熱もあまりなく短い期間で治ります。

■ 予防

水ぼうそうは、2014年10月よりワクチンが定期接種[2]になってかかる人は激減しました。しかし、水ぶくれの部分にはたく

---

[1] 学校保健安全法。
[2] 水ぼうそうワクチンの接種は、1回目が1歳〜1歳3カ月未満、2回目が1回目の6〜12カ月後におこなう。

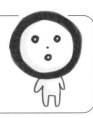

病 原 体	水疱帯状疱疹ウイルス <small>すいとうたいじょうほうしん</small>
感 染 経 路	保菌者による接触感染、空気感染、飛沫感染
潜 伏 期 間	10 〜 21 日
症 状	軽度の頭痛や発熱の後に小さな斑点ができ、 水ぶくれができるなど

さんのウイルスが潜んでいるため、爪でかきむしったりせず、タオルなどの共用を避け、シャワーなどでからだを洗い流しましょう。また、飛沫感染を防ぐにはマスクが効果的です。

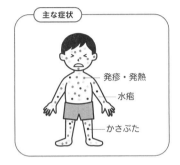

主な症状

発疹・発熱
水疱
かさぶた

■からだの免疫が落ちると帯状疱疹に

　免疫機能が正常な小児では、重い水痘にかかることはほとんどなく、たいていは発疹と口の中がただれる程度です。まれに、ウイルスが肺、脳、心臓などに感染することもあります。水ぼうそうは、一度かかるとその後はかからないといわれていますが、感染しても発症しないだけで、からだのウイルス抗体が弱まると、また発症します。

　治った後にもウイルスは神経節に潜んでいて、免疫機能が低下すると帯状疱疹として発症することがあります。帯状疱疹は50〜 70代で発症することが多くあります[3]。

＊3　大人になってはじめて水ぼうそうにかかると重症化する割合が高まる。

29 百日咳
ひゃくにちぜき

> 感染者数とワクチン接種数の関係で発症者数の増減の波がみら
> れるやっかいな感染症です。近年になってもその波は収束して
> いません。

■ 激しい咳が長期間続く

激しい咳が長期間続くのが百日咳の特徴です。はじめの2週間
ほどは普通の風邪症状だったものが改善に向かわず、咳が激しく
出るようになってきます。実はこうなるまでに潜伏期間として1
週間から10日ほど経過しています。

次の2週間ほどの間はコンコンコンと短い咳が連続して起こり
ます。短い咳が続いた後にヒューっと息を吸い込むような音が出
るようになることもあり、体力のない乳幼児では、呼吸すらでき
ない状況に陥ること
もあり注意が必要で
す。

この期間を過ぎる
と発作的に激しい咳
が出ることもありま
すが、2〜3カ月ほ
どで回復していきま
す*1。

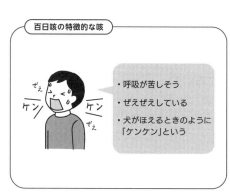

百日咳の特徴的な咳

ケン ぜぇ ケン ぜぇ

・呼吸が苦しそう

・ぜえぜえしている

・犬がほえるときのように
「ケンケン」という

---

*1 このように咳が約100日間続くことから、「百日咳」と呼ばれる。

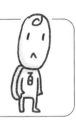

病 原 体	百日咳菌 (ひゃくにちぜききん)
感 染 経 路	鼻・のど・気管からの飛沫感染・接触感染
潜 伏 期 間	7 〜 10 日ほど
症 状	長期間にわたる激しいけいれん性の咳

■ 症状の違いが感染を広める

　体力のある成人の場合は長期間咳が出ることはあっても、特徴的な咳が出ないことも多く、感染を広める元凶になりかねません。病理検査は大変で、ワクチンを接種済みの場合や、菌量が少ない成人患者からの菌の培養は非常に困難です。

■ 世界的にワクチンで予防を展開

　世界的にみられる百日咳ですから、世界各国が予防接種拡大計画のワクチンのひとつとして、普及を強力に進めています。日本では四種混合ワクチン＊2 に含まれていますが、複数回打つ必要があります。

　しかし、ワクチンの免疫効果は4 〜 12年とされており、接種した場合でも時間が経過すると感染することがあります。

　感染してしまった場合、咳が出始めてから3週間ほど菌の排出が持続してしまいますが、最近は適切な投薬治療をおこなうと、服用から5日ほどで菌の排出を抑え込むことも可能になりました。

＊2　ジフテリア、百日咳、破傷風、ポリオ（急性灰白髄炎）を予防するワクチン。

30 流行性耳下腺炎(おたふく風邪)

「おたふく風邪」と呼ばれ、耳下腺(唾液腺)の膨張が特徴的なウイルス感染症。他の先進国では激減しているものの、ワクチン未接種が原因で感染者数の減少がみられません。

■紀元前から知られている感染症

医学の父と称される古代ギリシアのヒポクラテスが、紀元前5世紀にはすでにこの流行性耳下腺炎や合併症の睾丸炎のことを記載していることからわかるように、古くから人類を苦しめてきたのがこの感染症です。19世紀に入ると、やっとこの感染症が世界中に存在していることが知られ、20世紀に入ってから原因になっているのが**ムンプスウイルス**であることがわかったのです。

感染してしまった場合、2～3週間の潜伏期間が終わると、片方の**耳下腺**が腫れてきます。その後、7～8割の確率で反対側の耳下腺も腫れてきます。**顎下腺**や**舌下腺**(いずれも唾液腺)が腫れることもあります。多くの場合、48時間ほど経過すると快方に向かいます。

大人が感染すると高熱を出すことが多く、腫れや痛みが強く出ることが多くなります。それに伴って飲食が困難になることもあります。さらに、さまざまな合併症も起こしやすくなります。代表的な合併症は髄膜炎、睾丸炎や卵巣炎です*1。

＊1　まれに難聴を起こす場合もある。

病　原　体	**ムンプスウイルス**
感染経路	感染者の口、鼻、のどからの唾液や粘液を通して広がる。飛沫や、手に触れたものを他の人が触れること広める可能性
潜伏期間	2〜3週間。耳下腺が腫れる前7日頃から後9日頃まで
症　　状	耳下腺（唾液腺）の膨張が特徴。片側、または両側の耳下腺の膨張、圧痛、嚥下痛、発熱が起こる。合併症もみられる。溶結性貧血、急性腎炎など

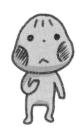

■特効薬はないので自然治癒を待つ

　特効薬はなく、自然治癒を待つしかありません。ただし、一度罹患すると獲得免疫で二度と感染することはありません。

　以前は、三種混合ワクチン（MMR）[2] に含まれていましたが、副作用の問題でワクチン接種は中止になりました。日本で発展途上国並みの発症がみられるのは、これが原因です。

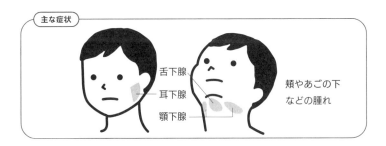

主な症状

舌下腺

耳下腺

顎下腺

頬やあごの下などの腫れ

---

[2]　三種混合ワクチン（MMR）は、麻疹＋ムンプス＋風疹のワクチン。現在、ムンプスに対するワクチンは自治体からの案内が来ない有料のワクチンだが、接種した場合、9割以上が有効な抗体を獲得できると考えられている。

A群溶血性レンサ球菌咽頭炎（溶連菌感染症）

溶血性レンサ（連鎖）球菌（特にそのうちのA群β溶血性レンサ球菌）と呼ばれる細菌が原因で発症します。咽頭炎や扁桃炎、小さな発疹を伴うしょうこう熱という病気を引き起こします。

■ しょうこう熱を引き起こす溶連菌

溶連菌感染症は、4歳以上の子どもに多く発症します。ほとんどが咽頭炎や扁桃炎で、のどが真っ赤に腫れ上がり、扁桃腺には白色の膿が見られることも多いです。いちご舌と呼ばれる赤いブツブツのいちごのような舌の表面になることもあります。

腹痛・吐き気・頭痛というような風邪に似た症状で受診してこの感染症と診断されることもあります。3歳以下の子どもでは上記の特徴的な症状があらわれにくく、普通の風邪との区別が難しいといわれます。この細菌によってしょうこう熱を引き起こすこ

病 原 体	溶血性連鎖球菌
感染経路	鼻・のど・気管からの飛沫感染・接触感染
潜伏期間	2〜5日ほど
主な発症地	春から初夏と、冬期の2度ピークがみられる。
症 状	主に呼吸器や皮膚に症状があらわれ、高熱やくしゃみは出ないのにのどが痛む。手足に小さく赤い発疹がみられることもある。

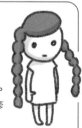

ともあります*¹。

　急性の咽頭炎の後、全身に赤い点状の発疹があらわれ、強いか
ゆみが見られます。1週間ほどで顔から皮がむけ始め、3週間ほ
どで全身の皮がむけ元通りに戻ります。「とびひ」の一部もこの
溶連菌によって起こります。

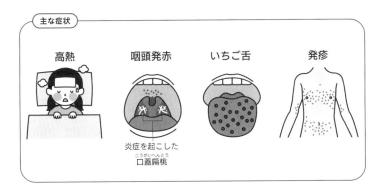

主な症状

高熱　　　　咽頭発赤　　　いちご舌　　　発疹

炎症を起こした
こうがいへんとう
口蓋扁桃

■濃厚接触を避けるのが基本

　予防のためのワクチンはまだ実用化されていないので、対策は
患者との濃厚接触を避けることと、手洗い・うがいの励行です。
マスクも効果的です。

　抗生物質で治療すると、1～2日くらいで熱が下がり、のどの
痛みも1週間ほどでおさまります。糸球体腎炎やリウマチ熱など
の合併症は、2週間ほど経過してから生じることがわかっている
ので、医師に処方された期間しっかり服用することが大切です。

＊1　A群β溶血性連鎖球菌で起こる。点状や日焼けのように肌が赤くなるような発疹がみら
　　れる。発疹は顔よりもそけい部や脇など、摩擦が起こりやすい場所に多い。

32 咽頭結膜熱（プール熱）
（いんとうけつまくねつ）

> 正式名は咽頭結膜炎と呼び、アデノウイルスが引き起こします。
> ウイルス自体が高温多湿の環境を好むため、プールの水を介し
> て広まることが多いので別名「プール熱」と呼ばれます。

■感染しても多くの人は発症しない

　高温多湿下でプール授業などがおこなわれる時期に流行し**プー
ル熱**と呼ばれます。その患者数の6割が5歳未満の子どもです。
症状が出ない人も多くいるので、無症状者の咳やくしゃみの飛沫
に含まれるウイルスから感染拡大します。また、感染拡大の原因
になっている場所はプールとは限りません。

　学校のプールはしっかり水質管理されているため、家庭用のプー
ルやタオルの共用などが感染拡大の一因です。そのため「プー
ル熱」という名称にとらわれるのは危険です*1。

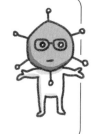

病 原 体	アデノウイルス
感染経路	飛沫感染・接触感染により感染が拡大するが感染者の多くは子ども
潜伏期間	5〜7日
発生時期	高温多湿を好むので、6月くらいから活発化し、7〜8月に活動のピークを迎える
症 状	高熱・扁桃腺の腫れや痛み・頭痛・食欲不振・目の充血・倦怠感

---

*1　最近の感染ピークは年に2回に変化してきていて、学校でプールを使わない冬期間にも
みられる。

■予防はどうする？

　現在この感染症の治療法や薬はなく、予防を心がけるしかありません。大規模なプールの消毒はすでになされているため、家庭用のプール利用時の注意やタオルなどの共用をしないことが大切になります。もうひとつは感染者との接触を避けることですが、無症状者が多いことが対策を難しくしています。

　感染経路を考えると、できることは流行時期の手洗い・うがいの励行と、タオルなどの共用をしないということくらいしか考えられません。また、消毒されているとはいえ、プール後のシャワーなど基本的な衛生管理をしっかり進めるしかありません。

　実際、国立感染症研究所のデータを見ると、新型コロナウイルス感染症の影響を受けた2020年は大きな流行が起こっていません。学校でのプールの利用が極端に減ったことや多くの人が今まで以上に手洗い・うがいを励行したことがその理由でしょう。

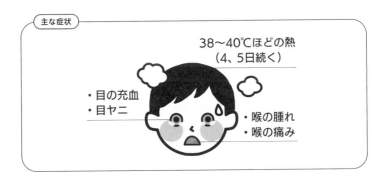

主な症状

38〜40℃ほどの熱
（4、5日続く）

・目の充血
・目ヤニ

・喉の腫れ
・喉の痛み

33 手足口病

名前の通り、手や足、口の粘膜に水疱状の発疹があらわれるウイルス性の感染症で、幼児を中心として夏期にみられることが多い病気です。

■ 特徴

1950年代後半に発見されたウイルス性の発疹で、日本では1967年頃から認知されるようになりました。4歳くらいまでの幼児が患者の中心で、流行時期は夏期です。ウイルスに感染しても症状を出さない場合もあるため、学童期になると発症は大きく減ることになり、成人ではまれです。

原因のウイルスは**エンテロウイルス**や**コクサッキーウイルス**ですが、そのうちの数種類で発症するので、何年かおきに大きな流行がみられます。このことが原因で、ある種のウイルスで発症した手足口病ではそのウイルスの免疫しか成立しないため、他のウイルスによって手足口病を発症することになります。

一見すると、口腔内にできた水疱はヘルパンギーナ、ヘルペスウイルスによる歯肉口内炎に似ています。手足の発疹は初期の水痘伝染性軟属腫（水いぼ）などに似ていますから、ウイルスの分離が診断の決め手になります。

病 原 体	エンテロウイルスなど
感染経路	咽頭部から排出される飛沫感染 水疱の内容物からの感染などもある
潜伏期間	通常 3 ～ 5 日ほど
発生時期	温帯地域では夏にみられる
症　　状	手足口に 2～3 ミリメートルほどの水疱性の発疹があらわれ、数日から 1 週間ほどで消失する。発熱は軽微で 38℃以下の場合がほとんど。腹痛や下痢など、風邪に似た症状を伴う場合もある

■ 予防や治療

　現在はまだワクチンは実用化していません。

　予防方法は症状が出ている人に近づかないことと、手洗いの徹底です。感染者が触れたドアノブやおもちゃなどに触れるとウイルスの伝播が起こります。トイレの後の手洗いの徹底も重要です。

　発疹自体にはかゆみがないことがほとんどで、かゆみ止めとしてのステロイド剤なども処方しません。

　口内に発疹ができた場合は違和感などから水分や栄養分の補給に困難さを感じやすくなります。最も重要なのは水分や栄養分の確実な確保です。少量を複数回に分けてとるのがよいでしょう。

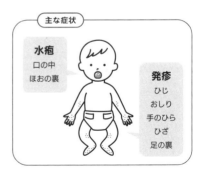

主な症状

水疱
口の中
ほおの裏

発疹
ひじ
おしり
手のひら
ひざ
足の裏

34 伝染性紅斑（こうはん）（りんご病）

頬に大きく赤い斑が出現する病気で、小児に多く発症します。
比較的軽症で治るため、それほど怖い病気ではありませんが、
血液の病気を持っている人や妊婦が感染すると危険です。

■ 小児に多く発症

　伝染性紅斑（こうはん）は、**ヒトパルボウイルス B19** というウイルスが感
染することによって起こります。パルボウイルスの仲間は、イヌ・
ネコ・キツネといった特定の動物に感染します。人以外に感染す
るものがほとんどですが、B19だけが人に感染します。5〜9歳（幼
稚園年長から小学校4年生）が感染する率が最も高く、次いで0〜4
歳の感染率が高くなります。

　感染すると、頬に境界が明らかで鮮明な紅色の蝶型の斑があら
われ、その後、手足にも網目状の発疹が広がります。

　頬の紅い斑が、まるでリンゴの表面のように見えることから通
称「りんご病」ともいわれます[*1]。

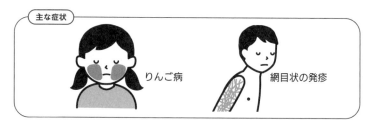

主な症状

りんご病

網目状の発疹

---

*1　伝染病紅斑は感染者数がモニタリングされている。それによると、およそ5年周期で流
　　行があり、最近では2011年、15年、19年に感染者の増加が報告されている。

病 原 体	ヒトパルボウイルスB19
感 染 経 路	飛沫感染・接触感染
潜 伏 期 間	10～20日ほど
主な発症場所	感染した人の赤芽球前駆細胞
症 状	まず頬に蝶の羽の形のような鮮やかな紅い斑があらわれ、続いて手や足に網目状・環状の発疹がみられる

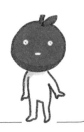

■ 学校保健法での扱い

　学校保健法では第三類の伝染病に指定されています。症状の度合いにより、学校長が必要と判断したときに、症状が消えるまで出席停止にできる病気です。

　感染している人が出した咳・くしゃみなどの飛沫によって感染が広がります。感染しても頬の紅斑といった典型的な症状が出ないこともあるので、患者が発生した集団では、徹底した手洗い・個人間の接触の制限などが重要になります。

■ 血液の病気を持っている人や妊婦は要注意

　このウイルスは、赤血球のもととなる細胞をターゲットとして攻撃します。そのため、感染後、まれに重度の貧血症を引き起こすことがあります。血液の病気を持っている人が感染すると重症化することがあるため、1カ月以内に周囲の人が感染している場合は感染防止のために献血ができません。また、妊婦の感染は流産の危険があるため、注意が必要です[2]。

＊2　万一感染の可能性がわかったら、胎児の様子を注意深く観察することが必要。

35 ヘルパンギーナ

ヘルパンギーナは、プール熱（咽頭結膜熱）・手足口病とともに、子どもの「三大夏風邪」のひとつです。5歳以下の幼児がかかりやすく、例年保育園や幼稚園などで流行がみられます。

■妙な名前はその症状から

　ヘルパンギーナは、水疱を意味する「ヘルペス」と、痛みを意味する「アギーナ」をあわせてつけられました。感染すると、突然38～40℃の高熱が出て、のどに水疱ができます[図1]。それは、やがて破れて潰瘍になり、痛みを生じます。

　ヘルパンギーナの原因になっているのは、コクサッキーウイルスの仲間です。なかでも、**コクサッキーウイルスAが主な病原体です**[1]。これらのウイルスが生息できる場所は、人の体内だけです。

　ウイルスは患者の唾液や鼻汁、便などに混じってからだから出て、周囲の人がそれらに触れ、体内に取り込むことで感染が広がります。感染力が強く、症状がなくなっても数週間にわたり患者からウイルスが出続けるため、注意が必要です。

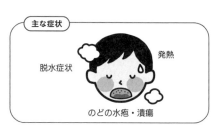

主な症状

脱水症状

発熱

のどの水疱・潰瘍

---

*1　他に、コクサッキーB、エンテロウイルス71などが知られている。

124

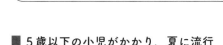

病 原 体	コクサッキーウイルスAなど
感 染 経 路	飛沫感染・接触感染・糞口感染
潜 伏 期 間	2〜4日ほど
主 な 発 症 場 所	感染した人の体内・唾液・鼻汁
症 状	発熱後、のどの痛みを感じ、そこに水疱ができる。水疱はやがて破れて潰瘍となり、痛みを生ずる

■ 5歳以下の小児がかかり、夏に流行

　5歳以下の子どもが、感染者の90％を占めます。ヘルパンギーナの流行は、日本では夏に西日本から徐々に東日本に広がっていきます[2]。

　なお新型コロナウイルスが流行した2020年度は、ヘルパンギーナの流行は、ほとんどみられませんでした。これは手洗いやマスクの着用が徹底されるようになった結果と考えられます。

■ コクサッキー心筋炎を警戒

　コクサッキーウイルスは、まれに心筋に感染し、重篤な心筋炎を起こすことがあります。コクサッキー心筋炎と呼ばれ、新生児が突然亡くなる原因のひとつとして考えられています。

　成人も感染すると、中には心筋炎を起こして重症化することもあります。そのため、ヘルパンギーナといえども、侮るのは危険です。

---

[2]　全国に3000カ所ある小児伝染病定点観測によると、例年、およそ5月頃から始まり、7月下旬から8月上旬をピークに、8月下旬には収まるパターンの流行をくり返している。なお熱帯地方では通年でみられる。

36 流行性角結膜炎（はやり目）

非常に感染力が強く、急に白目が真っ赤になります。「はやり目」と呼ばれる病気で、患者が使用したタオルやハンカチを使ってしまうとうつります。

■ ウイルス性の角結膜炎

　流行性角結膜炎は、いわゆる「**はやり目**」の正式な名称[*1]です。この病気は、**アデノウイルス**が目に感染することによって起こります。目の結膜（白目の表面とまぶたの裏側）が真っ赤になり、「目やに」が大量に出るため、朝起きたら目が開かないといったことも起こります。結膜の炎症は、進行すると角膜（黒目の表面）にも進み、白くにごったり、ひどくなると穴を開けたりします。結膜・角膜の両方が炎症を起こすので角結膜炎と呼ばれます。

　アデノウイルスは、大きくA〜Gの7種類に分類されていて、主にD種の5タイプとB種4タイプ、E種1タイプが流行性角結膜炎の病原体です。

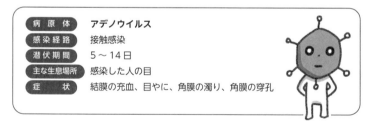

病 原 体	アデノウイルス
感 染 経 路	接触感染
潜 伏 期 間	5〜14日
主な生息場所	感染した人の目
症　　状	結膜の充血、目やに、角膜の濁り、角膜の穿孔

＊1　長い名前なので医療関係者には、英語名のEpidemic Kerato Conjunctivitisの頭文字を取って「EKC」とも呼ばれている。

■ プール熱との違い

アデノウイルスの特殊な型によって引き起こされる病気に、咽頭結膜熱（プール熱）があります。こちらは、より風邪に近い症状の発熱・のどの痛み・咳・鼻水と結膜炎の症状が合わさってみられます[2]。

■ 学校保健安全法での取り扱いと感染予防

流行性角結膜炎は、接触感染のみで、飛沫感染や空気感染（飛沫核感染）はしません。しかし、学校のような集団生活をする場所では、流行を広げる可能性が高い感染症であるため、第3種の感染症とされています[3]。

流行性角結膜炎の原因となるアデノウイルスは、非常に感染力が高く、患者の使用したタオル・ティッシュペーパーに触れたり、患者が触ったドアノブ・電灯のスイッチなどに触れたりするだけで容易に感染します。

感染する可能性は全年齢層にわたり、感染時期は通年です。したがって、普段から手洗いを十分におこなうことが、感染予防には重要です。

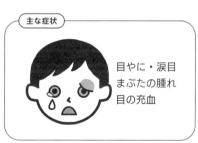

主な症状

目やに・涙目
まぶたの腫れ
目の充血

---

[2] 『32・咽頭結膜熱（プール熱）』（118 ページ）参照。

[3] 感染がわかったら、医師が感染の恐れはないと判断するまで出席停止となる。第3種感染症には、ほかに腸管出血性大腸菌感染症、急性出血性結膜炎、コレラ、細菌性赤痢などがある。

37　マイコプラズマ肺炎

> マイコプラズマ肺炎は、マイコプラズマと呼ばれる小さな細菌による感染症です。普通の肺炎は高齢者に多い傾向がありますが、子どもや若い人に多くみられます。

■ ウイルスに似た性質を持つ細菌

　マイコプラズマ感染症の原因微生物は大きさが1～1.5マイクロメートルと非常に小さく、細菌でありながら細胞壁を持ちません。自己増殖できる最も小さな微生物で、細菌に分類されますが、細胞壁がないのでウイルスに似た性質を持っています。

■ 症状

　風邪と同様に、咳の飛沫を吸い込んだり、飛沫に接触したりすることにより感染します。マイコプラズマがからだの中に入ると、潜伏期間の後、コンコンと乾いた咳をするようになります。発熱、だるさ、頭痛といった症状があらわれますが、風邪と症状が似ているため見逃される危険性があります。発熱などの症状はほとんどの場合は数日で治りますが、咳だけが残ってしまうことが多いのが特徴のひとつです。

　咳は3～4週間と長く続きますが、肺炎にならずに回復することが多いです[*1]。マイコプラズマ肺炎は、他の肺炎と異なり、子どもや若い年代の人、健康な人がかかることが多いのが特徴で

＊1　肺炎になるケースは数％で、肺炎のうちの十数％を占める。

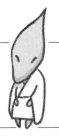

病 原 体	マイコプラズマ
感染経路	飛沫感染（主に咳）、濃厚な接触感染
潜伏期間	2〜3週間
症 状	発熱、だるさ、頭痛、長期間続く咳

す[*2]。細菌性肺炎は患者の多くは高齢者ですが、マイコプラズマ肺炎の場合は小児期の子どもが多く、この時期では細菌性肺炎よりもマイコプラズマ肺炎が多いのです。

■ 一般的な感染対策を

　残念ながら、マイコプラズマによる感染を予防するワクチンはありません。また潜伏期間が長いので、症状が出る前に、知らず知らずのうちに感染を拡大していることもあります。

　また、一度感染して免疫ができたとしても、その免疫が続きにくいので、くり返し感染することもあります。人から人へ、咳や唾などを通して感染していきます。ただし、感染力は強くはなく、濃厚な接触する機会の多い母子間など家庭内での感染は多くみられます[*3]。そのため、マイコプラズマから身を守るために、マスクや手洗いやうがいなど一般的な感染対策をおこなっていくことが重要です。

　年間を通じて発症がみられますが、冬にやや増加する傾向にあります。

[*2]　ただし、大人や高齢者が感染すると重症化しやすい。呼吸困難で長期入院になることや、人工呼吸器の使用を余儀なくされることもある。

[*3]　学校や会社などで広がることはあまりない。

38 ロタウイルス感染症

> ロタウイルスは、胃腸炎の原因ウイルスのひとつで、2歳まで
> の子どもが多くかかります。「乳児冬季下痢症」と呼ばれること
> もある感染症です。

■ 白っぽい下痢便が特徴

5歳くらいまでの急性胃腸炎のうち、40〜50%程度の原因が
このロタウイルス感染症です。

感染者の吐しゃ物、下痢便に含まれるウイルス10〜100個程
度が口から入ることで発症します。2〜4日ほどの潜伏期間の後、
水様性下痢や嘔吐をくり返し、脱水症状を生じます。

■ 脱水症の予防が大切

ロタウイルスに効果がある薬（抗ウイルス薬）はなく、対症療法
が唯一の治療法です。激しい下痢が続くため、経口補水液で水分

病原体	ロタウイルス
感染経路	嘔吐物や下痢から接触感染および 汚染された食物を食べてしまう経口感染
潜伏期間	2〜4日ほど
発生時期	冬に流行
症　状	発熱・嘔吐・下痢（白色便）

補給をしっかりしましょう*¹。いずれにしても、お腹を下しているけれど何かふだんと違うときには、早めに病院にかかり、処方された薬をしっかり飲みきることが大切です。

■予防

下痢や嘔吐物の始末、床の消毒は絶対に必要です。また、下着やおむつの片づけには必ず使い捨て手袋やマスクを使用し、その後の手洗いを徹底することも重要です。消毒にはエタノールではなく、塩素系消毒薬（ミルトンなど）が効果的です。

なお2020年10月から、ロタウイルス感染症のワクチンが定期接種の対象になりました。接種（内服）によって、感染の予防や罹患しても症状を軽症化できるようになりました。

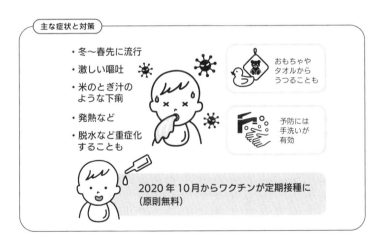

主な症状と対策

・冬〜春先に流行
・激しい嘔吐
・米のとぎ汁のような下痢
・発熱など
・脱水など重症化することも

おもちゃやタオルからうつることも

予防には手洗いが有効

2020年10月からワクチンが定期接種に（原則無料）

---

*1　お茶やお湯に砂糖や塩を適量混ぜて経口補水液をつくって飲ませる。湯冷まし1リットルに砂糖40グラム・塩3グラム程度を追加する。

39 RSウイルス感染症

> RSウイルスは呼吸器に感染症を起こします。飛沫感染や接触感染でかかり、生後1歳までの乳幼児は半数以上、2歳までにほぼ100％が感染し、何度も感染と発病をくり返します。

■ 感染力が強く、ほとんどの乳幼児が感染

　乳幼児は2歳までにほとんどが感染する呼吸器の感染症です。風邪の症状に似ており発熱や鼻水が数日間続きます。症状がひどくなると、呼吸をするときに「ヒューヒュー」「ゼーゼー」という喘鳴を伴います。細気管支炎や肺炎に進行することもあります。1歳未満児や基礎疾患のある乳幼児の感染は、非常に重篤な症状を引き起こすことがあります。多くが数日で回復しますが、約3割は咳が悪化し、呼吸困難や無呼吸の症状になることがあります。何度も感染と発病をくり返しますが、おおむね3歳までにすべての小児が抗体を獲得します。

■ 注意が必要な症状

　肺炎や気管支炎などを発症していると、呼吸の音が「ヒューヒュー」「ゼーゼー」としたり、呼吸回数が極端に多かったり、顔色や唇の色が悪かったりします。これはかなり重い症状なので、一刻も早い受診が必要です。

　RSウイルスには、有効な抗ウイルス剤はありません。症状を

病 原 体	RSウイルス
感 染 経 路	飛沫感染、接触感染
潜 伏 期 間	2〜8日ほど
発 生 時 期	冬に流行することが多い
症 状	発熱や鼻水、咳、細気管支炎、肺炎、呼吸困難

和らげる対症療法しかありません。免疫でよくなるように体力を
回復させ、呼吸を和らげる薬の内服になります。

■ 流行に時期がある

　RSウイルスは、感染している人の咳やくしゃみなどの飛沫感
染や飛沫が付いたドアノブなどに触れ、鼻や口などの粘膜から感
染する接触感染があります。保育園や幼稚園などでは、おもちゃ
を共用することが多く、集団感染を引き起こしやすいです。感染
力が非常に強いため注意が必要です。流行は、夏季より初春まで
続きますが、おもに冬季に感染のピークがあります。2021年は
近年にみられなかった大流行が発生し、小児医療の大きな問題と
なっています。他の感染症と同様に手洗い、うがい、マスクの着
用が有効です。

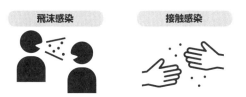

飛沫感染　　　　　　接触感染

　子どもたちの間で感染が広まりやすい病気を「学校伝染病」と定めて流行を予防しています。かかった場合、感染の可能性がなくなるまで、学校や園を休まなくてはいけません。

　次は、主な子どもの感染症について、登園・登校の目安です。

登園・登校の目安

インフルエンザ
発症して5日経ち、熱が下がって2日経ってから（幼児では3日経ってから）（※）

流行性耳下腺炎（おたふくかぜ）
耳下腺、顎下腺または舌下腺が腫れてから5日経ち、元気になってから（※）

水痘（みずぼうそう）
すべての発疹がかさぶたになってから（※）

咽頭結膜熱（プール熱）
主な症状が消失後、2日経過してから（※）

百日咳
連続するような特有の咳が治る、または有効な抗生物質を5日間飲んで治ってから（※）

麻疹
熱が下がって3日経ってから（※）

風疹
発疹が消えてから。まれに色素沈着を残すことがあるが欠席の必要はない

（※）：症状により医師から感染の恐れがないと認められたときは、この限りではありません。

出席までの日数の数え方

「熱が下がって3日経ってから」とは？

日	月	火	水	木	金	土
	熱が下がる	1日目	2日目	3日目	出席可能	

「発症してから5日経ってから出席できる」とは？

日	月	火	水	木	金	土
	発熱	←	発症後5日間	→		出席可能

第 5 章

性行為で よくかかる感染症

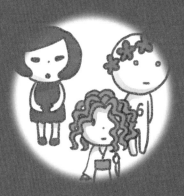

40 性器クラミジア感染症

性行為でうつる性感染症の中で、一番多いのが性器クラミジア感染症です。病原体は、クラミジアトリコマティスという細菌で、通常の性行為だけでなく、口、肛門、尿からも感染します。

■クラミジアは頻度の高い性感染症

クラミジアは、たくさんの種類があります。性器感染症は、性感染症の中で最も多い感染症です。

性交経験のある女子高生の約13％に無症状の性器クラミジア感染がみつかっている[*1]ほか、また妊婦さんの約5％がクラミジアに感染しているという報告もあります。

出産時に産道感染すると、新生児に新生児結膜炎や咽頭炎、肺炎などを引き起こします。今は妊娠初期にクラミジア感染症の検査がおこなわれています。

■無症状なので知らないうちに感染ということもある

性器クラミジア感染症は、男性は尿道から感染するので症状が出やすい一方、女性は子宮頸管を中心に症状が出ますが無症状のことも多いです。そのため、知らないあいだに感染したり、逆に知らないうちにうつしてしまうこともあります。

症状がなく気づかないでいると、男性の場合は**精巣上体に炎症を起こし不妊につながる可能性**があります。また、女性の場合は

[*1] 「高校生の無症候性クラミジア感染症の大規模スクリーニング調査研究」、今井博久、2011

病 原 体	クラミジアトリコマティス
感染経路	人−人感染。通常の性行為だけでなく、口や肛門からも感染
潜伏期間	1〜3週（女性は症状が出にくい）
症　　状	男性は排尿の痛みや尿道のかゆみ、女性は下腹部痛や不正出血など（ただし無症状のことも多い）

卵管付近や腹膜、そして肝臓周囲に炎症を起こす可能性があります。さらに長期間にわたると、子宮外妊娠や不妊症につながる可能性もあります。

　性器クラミジア感染症は、性行為などで感染しますから、パートナーも心配になります。医療機関での検査は、抗原検査と抗体検査があります。もし感染していたら、処方されるテトラサイクリンなどの抗生剤治療が中心となります。

■ 予防するには

　一番の予防はコンドームの使用で、感染のリスクを下げることができます。また、定期的な性感染症検査が大切です。これは、すべての性感染症に共通する予防です。

　検査は男女とも尿やうがい液からできます。女性の場合は膣分泌物でもできます。

　性風俗店では、不特定多数の人と接触があるのでリスクが大きく注意が必要です。また、ワクチンは現在開発中[2]です。

＊2 「The Lancet Infectious Diseases」2019.8.12（デンマーク国立血清研究所ワクチン研究センター）

41 性器ヘルペスウイルス感染症

性器や口から感染する単純ヘルペスウイルス1型・2型の感染
によって発症します。感染場所に激しい痛みが出て、知覚神経
を伝わって腰の神経節に潜み再発をくり返します。

■ ヘルペスウイルス感染症は多岐にわたる

ヘルペスウイルスは、単純ヘルペスウイルス、水痘帯状疱疹ウ
イルス、サイトメガロウイルス、ヒトヘルペスウイルス6型・7
型がありますが、性器ヘルペスウイルス感染症は、**単純ヘルペス
ウイルス1型**、または、**2型**の感染によって発症します。

ヘルペスウイルスは、性的接触で性器の皮膚粘膜から感染しま
す。そして感染場所で増殖し知覚神経を伝って腰仙髄*1の神経
節で潜伏し、からだの免疫機能が弱まったときなどに発症します。

潜伏していたウイルスは、一生神経節に潜伏しています。

初発の症状は激しく、単純ヘルペスウイルス1型は、感染して
から1年以内に20%の確率で1回程度再発します。単純ヘルペ
スウイルス2型は、1年間に90%以上が4～6回程度再発します。

■ 痛みで苦しむ人、再発で苦しむ人

性器ヘルペスウイルス感染症は、性器クラミジア感染症に次い
で女性に多い性疾患です。

発熱や倦怠感とともに外陰部に潰瘍や水疱ができ、排尿時に痛

---

*1 仙髄（せんずい）は、脊髄（せきずい）の脊椎（せきつい）の最下部の5番目までの仙骨（仙
椎）の中を通る神経部分。

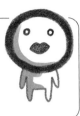

病 原 体	単純ヘルペスウイルス
感染経路	性行為による人-人感染、口からも感染
潜伏期間	2〜10日
症　状	38℃程度の発熱や倦怠感、外陰部に潰瘍や水疱。 進行すると脳炎や髄膜炎

みを感じます。男性は、陰茎体部や亀頭部に潰瘍や水疱ができます。

　感染3〜5日で水疱ができ、かゆみや痛み、その後破れて潰瘍になります。1週間後くらいがいちばん症状が重くなり、症状が進むと脳炎の原因にもなります。

　1型はヘルペス脳炎、2型は髄膜炎に進行することもあり、重症化すると死亡することもあります。脳炎は、日本では年間100万人に約3.5人程度で起こります。

　性器ヘルペスの再発は、性器を中心にお尻や太ももなどに潰瘍や水疱ができます。ただし、症状が出にくいこともあります。

■ 治療や予防

　症状が出ている場合は、水疱内の浸出液を採取して調べ、症状がない場合は血液検査（血清抗体検査）で診断できます。

　治療は、抗ヘルペスウイルス薬*2の内服です。

　感染しても症状が出ない場合もありますので、コンドームの使用が望まれます。ワクチンは今のところありません。

＊2　アシクロビル、バラシクロビル。

42 尖圭コンジローマ

性器へのヒトパピローマウイルス（HPV）の感染によって発症する淡紅色から褐色のイボのことです。再発しやすく、かかった場合は完治するまで根気よく治療することが必要です。

■ 多種類あるヒトパピローマウイルス

尖圭コンジローマとは、**ヒトパピローマウイルス**（HPV）が接触することによって皮膚や傷口から感染する病気です。このウイルスは 小型の DNA ウイルスで、正二十面体のカプシド*1 に包まれた構造をして、エンベロープ*2 はありません。

感染は性行為（セックス、オーラルセックス、アナルセックス）によるものがほとんどで、世界中どこでも感染報告があります。

感染するとイボは、普通 1 ～ 3 ミリメートルくらいですが、2 センチメートル近くになることもあります。男性の場合、亀頭から肛門付近にザラザラしたイボが発生します*3。

女性の場合は、外陰部や膣内部、肛門付近に先端がとがったザラザラしたイボができます。男性同様に、軽い痛みやかゆみがありますが、自覚症状はほとんどありません。

イボは皮膚表皮の浅い部分に発症し、大きくなると新皮部分におよびますが、皮下脂肪には達しません。ちなみに、尖圭コンジローマの潜伏期間は、3 週～ 1 年と長いので、いつ感染したかわかりづらいです。

＊1　ウイルス核酸を覆っているタンパク質で、内部の核酸を守る殻の役割をしている。
＊2　ウイルス粒子にみられる膜状の構造で、ウイルスの基本構造となるウイルスゲノムとカプシドを覆っている。
＊3　軽い痛みやかゆみがあるが、自覚症状はほとんどない。

病 原 体	ヒトパピローマウイルス
感染経路	人－人感染。通常の性行為だけでなく、口や肛門からも感染
潜伏期間	3週～1年（女性は症状が出にくい）
症 状	男性は排尿の痛みや尿道のかゆみ、女性は下腹部痛や不正出血など（ただし無症状のことも多い）

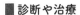

■ 診断や治療

病院では、尖圭コンジローマのイボには特徴があるので皮膚の状態を診察して感染の確認をします*4。

ウイルスを完全に取り除くことは難しく、感染から発症まで期間が長いので、治療終了後も再発した場合の早期発見が重要です。この感染症は、人－人感染ですのでパートナーとの診断が大切です。

■ 予防

この病気は、精液から感染するわけではないのでコンドームでは防ぎきれません。ウイルスは、皮膚や粘膜の小さな傷からも侵入し、感染します。

HPVワクチンのうち、4価のガーダシルと9価のシルガード9は尖圭コンジローマの予防効果があります。

また、女性の場合、出産時に母子感染する場合がありますので、妊婦の方は検診を受けましょう。

---

*4　外科的には、切除やレーザーや電気メスによって焼く、また、液体窒素での凍結法がある。内科的には軟膏などを塗布する方法がある。

43 淋菌感染症

りんきん

> 男性器での症状が出やすい感染症で、一時期感染者が減少した
> のですが、性行動の多様化や耐性菌の発生などにより患者数が
> 増加してきています。

■ 淋菌感染症とは

りんきん

淋菌の感染によって起こる淋菌感染症は、男女双方に起こりま
すが、病状の訴えは圧倒的に男性が多くなっています。それは、
男女で症状が大きく異なるためです。

男性は尿道炎となり、尿道のかゆみや腫れが生じ黄色の膿が出
てきて病状に気づきやすいのです。女性の場合は子宮頸管炎とな
りますが、症状が軽くあまり自覚されません。しかし、そのまま
放置すると、子宮、卵巣、卵管など骨盤内の器官が炎症を起こす
骨盤内炎症性疾患に進展することがあります。まれに淋菌が全身
に広がり、感染性の関節炎や心臓の弁をおかす心内膜炎になるこ
ともあります。

■ 性行動の多様化や耐性菌の発生が感染増加に関与？

HIV が社会問題化することで、性行為の際に避妊具を利用す
るなど性感染症の感染予防に気をつけるようになり、淋菌感染症
も一時は減少しました。しかし、淋菌は咽頭や直腸へも感染する

いんとう

ため、近年感染者が増加しています。特に、咽頭への感染はほと

病 原 体	淋菌（りんきん）
感 染 経 路	性交渉、オーラルセックス等の性行動
潜 伏 期 間	2〜10日
主な生息場所	男性尿道、膣、咽頭粘膜、直腸
症 状	ペニス先端の腫れ、尿道からの膿、排尿時の痛み、子宮頸管炎、肛門のかゆみ・痛み・出血

んど症状がないため、オーラルセックスなどにより感染拡大しています。また、アナルセックスなどでも直腸へ感染し、肛門のかゆみ、痛み、出血などの症状が出てきます。また、耐性菌の発生も増加の要因となっています。

■ 予防と治療

淋菌感染症には、感染予防のためのワクチンがありません。唯一の感染予防はとにかく淋菌と接しないことです。性行動のときには必ずはじめからコンドームを利用し、セックスパートナーを頻繁に変えない、性風俗の現場でも細心の注意を払うことが必要です。また、免疫ができにくいため[*1]、治癒しても複数回感染してしまいます。パートナーとお互い感染させ合う（いわゆる「ピンポン感染」）ことがあるので、感染した場合は、パートナーとともに完治するまで治療を進める必要があります。治療法としては、淋菌の増殖を抑える抗生物質の投与がおこなわれますが、耐性菌が増加しており、利用できる抗生物質が制限されてしまう症例が増えています。

[*1] 免疫ができないわけではないが、防御免疫にはならず、むしろ疾患の中心となる。

44 梅毒
ばいどく

> 梅毒トリポネーマという細菌による感染症で、細菌が皮膚の粘
> 膜や傷などから体内に侵入し感染します。性的行為が高いほど
> 感染リスクも高いので要注意です。

■ 近年感染者数が増えている

梅毒は、1492年にコロンブスの探検隊員によって西インド諸
島の地方病がヨーロッパに持ち込まれ、世界に蔓延しました。日
本ではその20年後に感染が確認されています。

近年、梅毒は急速に感染者数が増えています。原因は正しく分
析されたわけではないのですが、避妊の方法にコンドームからピ
ル（避妊薬）＊1 を使うことが増え、粘膜に接触する機会が高まっ
たことも関係しています。また、性風俗店の利用のためか、男性
の梅毒患者数は女性の2倍くらいあり、男性は20〜40代が多く、
女性は圧倒的に20代が多いです。

梅毒は、**梅毒トリポネーマ**という細菌による感染症で、性的接
触により粘膜や皮膚を介して、細菌が皮膚の傷などから体内に侵
入することで感染します。梅毒は、時間の経過とともに症状が変
化して進行していきます。また、症状があったり無症状だったり
します。

感染後約1カ月は**第1期**といい、性器や口などの細菌が感染
した場所に発疹やただれなどが出ます。その後数週間経つとなく

＊1　2011年より緊急避妊用のピルが解禁された。

病 原 体	**梅毒トリポネーマ**
感染経路	性行為または類似の行為により感染者から直接感性
潜伏期間	約3週間
症 状	先天梅毒　梅毒疹、軟骨骨炎など
	後天梅毒　第1期：3週間〜　性器や唇などに無痛のしこり、
	リンパ節の腫れ
	第2期：約3カ月〜　手のひら、足の裏など全身に
	バラ疹など
	第3期：3年〜10年　皮膚や骨や筋肉にゴム腫
	第4期：10年以上、神経や心臓、脳に障害、死亡する
	ことも

なります。感染後3カ月くらいすると**第2期**になり、手のひらや足の裏などさまざまな場所にバラ疹*2が出ます。しかし、数カ月するとまた消えてしまいます。

　その後、何年も症状が見られなくなる時期がありますが、実は、梅毒は潜伏しています。その間、皮膚や臓器に潜伏しながら細菌による感染が進んでいます。そして、感染後、数年から数十年の**第3・4期**は晩期梅毒といい、心臓や血管、神経などに感染の症

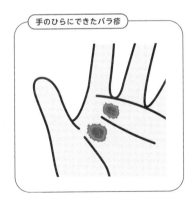

手のひらにできたバラ疹

---

*2　小さなバラの花に似ていることからこう呼ばれる。

状が出て、致命的な状況に陥ります。

　妊婦が梅毒にかかると、胎盤を通じて赤ちゃんに感染すること
もあります。そして、赤ちゃんは先天梅毒にかかり、死産や早産
の原因にもなります。多くの場合、妊娠初期に梅毒の検査をしま
すが、その後に感染がないわけではありません。

■梅毒の早期発見や治療

　梅毒は、血液検査で調べることができます。ほとんどの都道府
県の保健所で無料・匿名で検査できます。しかし、潜伏期間は約
1カ月あり、感染直後は陰性になってしまいます。

　感染が確認されると、ペニシリン抗菌薬を内服しての治療にな
りますが、すでに症状が出ている部分が治るわけではありません。
現在はそこまで放置されているケースは減りましたが、Ⅲ期（ス
テージ3）以降まで進行してしまうと完治は難しいとされています。
梅毒にかかり治っても免疫はできませんので、何度でも感染しま
す。

■感染を防ぐ対策

　性行為には、コンドームを使い、また、不特定多数の人との行
為は避けることです。感染している場合は、パートナーも感染し
ている可能性が高いので、相手に知らせるとともに一緒に治療す
ることが必要です。

45 HIV感染症(エイズ)

> HIV がリンパ球の一種を破壊していき、免疫機能が低下して発症します。正常な免疫では病気にならない微生物による感染症（日和見感染症）を発症するとエイズと呼ばれます。

■ HIV の感染経路

HIV（ヒト免疫不全ウイルス）は、感染している人の血液、精液や膣分泌液、母乳に多く含まれます。血液による感染は注射器の使いまわし、血液製剤、妊娠中や出産時の母子感染により起こります。また精液や膣分泌液は性行為、母乳による感染は授乳時に感染します。空気感染や鍋物を一緒につつくなどの日常行為で感染することはありません。

現在は、感染していても薬による治療で体内の HIV 量を検出限界以下に減らすことができます。検出限界以下な状態では感染は起こらず[1]、英語の頭文字[2]から U=U と表記され、HIV 感染者とも安心して生活できることがわかっています。

■ 感染から約10年を経てエイズ発症

HIV がからだに入ると、ヘルパー T 細胞という免疫系に指令を出す細胞に感染します。HIV は、感染後数年から 10 年以上の年月をかけて、ヘルパー T 細胞を破壊し、減少させます。

血液中のヘルパー T 細胞が一定の数より少なくなると、免疫

---

[1] 各国での調査により、血液中の HIV 量が検出限界以下の人では、13 万回以上のコンドームを使わない男性器の挿入と射精を伴う性行為（異性間、同性間を含む）による感染が認められなかった。母乳による感染については、感染確率が 0 になる証拠はなく、人工乳哺育が推奨されている。

[2] 「検出限界以下」は Undetectable、「感染させない」は Untransmittable。

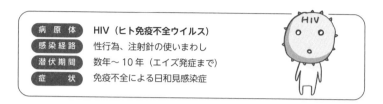

病 原 体	HIV（ヒト免疫不全ウイルス）
感 染 経 路	性行為、注射針の使いまわし
潜 伏 期 間	数年〜10年（エイズ発症まで）
症 状	免疫不全による日和見感染症

が正常なら排除できる細菌、カビ、ウイルスなどの微生物による感染症やがんになります。このような感染症を**日和見感染症**と呼んでおり、23種類の疾患が指標疾患に指定されています。HIV感染により、これらの日和見感染症を発症した状態をエイズといいます。

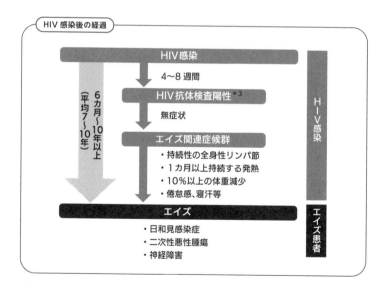

HIV感染後の経過

HIV感染
↓ 4〜8週間
HIV抗体検査陽性 *3
↓ 無症状
エイズ関連症候群
・持続性の全身性リンパ節
・1カ月以上持続する発熱
・10％以上の体重減少
・倦怠感、寝汗等
↓
エイズ
・日和見感染症
・二次性悪性腫瘍
・神経障害

6カ月〜10年以上（平均7〜10年）

HIV感染

エイズ患者

* 3　HIVが持つ核酸を検出する検査で、感染後2週間程度のより早い時期から抗体検査より精度の高い結果が得られる（100％ではない）。

■ ART療法の登場

　現在日本では、体内でのHIVの増殖を抑える薬は18種類認可されています。これらのうち複数を適切に組み合わせて処方する治療（ART療法）がおこなわれます。それにより血液中のHIVは検査で検出できないレベルまで減ります[*4]。

　HIVに感染し治療をおこなわなければ日和見感染症によって、普通10年ほどしか生きられません。しかし適切な治療をおこなった場合には、HIV感染者の平均余命[*5]は非感染者とほぼ同等になっています。

■ 現在の感染状況

　日本では2013年に1590人のHIV感染・エイズの報告があり、それからは横ばいか微減の傾向になっています。感染者のうち、男性同性間での性的接触による感染が71%、20代〜40代が70%を超えており、性的な活動が盛んな時期の男性同性間での感染が多くなっています[*6]。

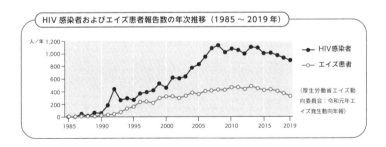

HIV感染者およびエイズ患者報告数の年次推移（1985〜2019年）

（厚生労働省エイズ動向委員会：令和元年エイズ発生動向年報）

＊4　感染リスクの高い行為の前後で服用すると高い確率でHIVの感染を予防できるPrEPと呼ばれる予防薬があり、専門病院で処方できる（自費診療）。
＊5　ある年齢まで生きた人が平均的にあとどれくらい生きるかを表した数値。
＊6　日本では注射の使いまわしによる感染は年間1〜5件と少数に留まっている。

> HPV は性行為で感染し、子宮頸部、外陰部、肛門などに尖圭コ
> ンジローマやがんを発生させます。ワクチンによる予防が期待
> されています。

■ 100種類以上あるHPVの型

ヒトパピローマウイルス（HPV）には 100 種類以上の型があ
ります。中には性器や肛門などにいぼをつくるものもいます。こ
のいぼは尖圭コンジローマ[*1]と呼ばれるからだの外側にできる
ものと、組織の内側にできるものがあります。外側にできるいぼ
をつくるのは主に HPV 6 型や 11 型で、がんを引き起こすことは
ほとんどありません（ローリスク型）。からだの中にいぼをつくる
HPV には 16 型、18 型など約 15 種類があり、これらはがんを起
こすことがあります（ハイリスク型）。いずれも性行為により感染
します。

■ HPVによる子宮頸がん

ハイリスク型の HPV が感染しても、9 割程度の人では自然に
排除されます。残り 1 割の人でウイルスが子宮の入り口（子宮頸部）
などに持続的に感染し、その一部で前がん病変[*2]を経て、がん
に至ります。日本では 1 年間におよそ 3 万人の方が子宮頸がんに
罹患し、3 千人の方が亡くなっています[*3]。

---

*1 『42・尖圭コンジローマ』（140 ページ）参照。
*2 前がん病変とは、細胞ががん細胞に似た形態になるが、浸潤などのがん細胞に特徴的な
　 性質を示さない状態。初期では自然治癒することもある。
*3 死亡者の約半数が 30 〜 50 代の現役世代。

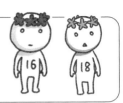

病 原 体	ヒトパピローマウイルス（HPV）
感染経路	性行為
潜伏期間	数年〜 10 年以上
症　状	尖圭コンジローマ、子宮頸がんなど

■ 子宮頸がんの検査

　HPV による子宮頸がんは、前がん病変で診断されると、死亡に至る確率は大幅に減少します（10 分の 1 程度）。ワクチンは子宮頸がんの主因となる型のウイルスの感染率を下げますが、ワクチンを接種した上で定期検査を受け、必要な経過観察や手術をおこなうことで、子宮頸がんでの死亡リスクをさらに下げることができます*4。

　前がん病変で見つかると円錐切除、がんが進行するにしたがって切除する範囲が大きくなり、致命率も上昇します。

■ 子宮頸がんの治療・手術

　子宮頸がんの治療は手術と放射線治療等を組み合わせます。子宮頸がんが前がん病変で見つかると円錐切除で、子宮頸部のみの切除ですみます。この時期に治療をすれば 5 年後の生存率は 95% 程度になります。

　がんが進行するに伴って、子宮全体の摘出、卵巣まで含めた摘出と、切除する範囲が大きくなり、生存率は低くなります。また進行したがんでは、再発率も高くなります。

＊4　『06・「ワクチン」って何？』（044 ページ）参照。

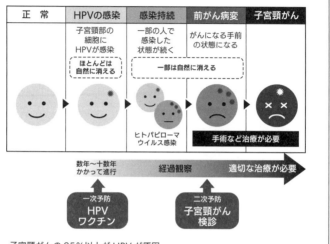

HPV 感染後の経過

正常	HPVの感染	感染持続	前がん病変	子宮頸がん
	子宮頸部の細胞にHPVが感染	一部の人で感染した状態が続く	がんになる手前の状態になる	
	ほとんどは自然に消える	一部は自然に消える		

ヒトパピローマウイルス感染

手術など治療が必要

数年～十数年かかって進行　　経過観察　　適切な治療が必要

一次予防
**HPV
ワクチン**

二次予防
**子宮頸がん
検診**

子宮頸がんの95％以上がHPVが原因。
女性の80％が一度はHPVに感染(主に性交渉で感染)。毎年1万人が罹患。

■ 子宮頸がん以外のがん

　HPV は子宮頸がん以外にもさまざまながんを引き起こし、すべてのがんの2％におよぶという調査もあります。

　たとえば咽頭がんの危険因子は喫煙と飲酒が知られていますが、HPV がかなり多くの例で関与していることがわかっています。また肛門がんの80 ～ 90％、陰茎がんの27 ～ 71％で HPV に感染しています。

第 6 章

世界を脅かしてきた ウイルス感染症

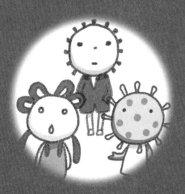

てんねんとう

> 天然痘は、全身に膿疱（のうほう）ができ、感染力が強く、致死率が20～50％と高いのが特徴です。天然痘ウイルスが病原体ですが、人類がはじめて根絶に成功した感染症です。

■ 規則正しい症状の変化

天然痘に感染すると、高熱が2、3日続き全身の倦怠感や痛みがあります。いったん治まったように思えた頃に、赤い発疹が頭、顔から全身へと広がっていきます。

発疹は5～10ミリメートルと一般的な発疹と比べると大きいです。少し盛り上がった丘疹（きゅうしん）から水疱（すいほう）になり、少しくぼみのある特徴を持ち、かつて「ヘソがあるのは天然痘、ヘソのないのは水ぼうそう」と伝えられました。

やがて発疹は少しにごった膿疱（のうほう）になり、その後乾燥し黒っぽいかさぶたに変わります。かさぶたが取れたところは皮膚の色が落ち、薄くなります。正常に戻るのに何週間もかかり、一生涯痘痕（あばた）が残ることもあります。症状の変化は規則正しく紅斑（こうはん）→丘疹→水疱・膿疱→結痂（けつが）→落屑（らくせつ）と移行します*1。

かさぶたが完全にはがれるまでは感染の可能性があり、隔離が必要です。天然痘は人から人へと直接伝染し、患者または患者の衣類やシーツに直接触れても感染することがあります。

助かる場合には2～3週間で回復しますが、出血性になると2

---

*1 紅斑は赤色の発疹（＝肉眼で皮膚にみられる変化）、丘疹は隆起した発疹、水泡は内部に透明な液を含む発疹のこと。膿疱は水泡の内容が黄白色になったもの。結痂は表皮が乾固した痂皮（かさぶた）ができること。落屑は角質が脱落すること。

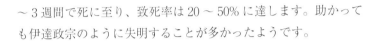

病 原 体	天然痘ウイルス
感 染 経 路	飛沫感染、接触感染
潜 伏 期 間	7〜16日
主な発生地	地球上にいない（CDC、VECTOR に保管）
症 状	熱、頭痛、腰痛、丘疹、化膿、呼吸困難、呼吸不全

〜3週間で死に至り、致死率は 20〜50% に達します。助かって
も伊達政宗のように失明することが多かったようです。

■ 歴史が物語る天然痘

　天然痘は、とても古くからある感染症です。古代エジプトの第
20 王朝ラムセス 5 世（紀元前 1157 年没）のミイラの頭部に天然
痘の膿疱の跡が見つかっています。また、1521 年コルテスがア
ステカの征服に成功したのは、天然痘を持ち込んだことが一因に
あるそうです。感染拡大によって、インカ帝国では 1526 年ワイナ・
カバック皇帝をはじめ後継者のニナン・クヨチ、臣下たちが天然
痘で死んでしまったところを 1533 年スペインのピサロらが畳み
かけ征服したといわれています。

■ 人痘種痘法からワクチン接種へ

　古くから、天然痘に一度感染し治癒した人が強い免疫を持つこ
とは知られており、民間療法的に天然痘患者の膿を健康な人に接
種することがおこなわれていました[2]。しかし、接種した 2%

＊2　人痘法ともいい、紀元前 1000 年頃にはインドで実践されていた。

ほどの人が重症化しました。そこで、イギリスの医師エドワード・ジェンナーは、1796年に農民たちの言い伝えの「牛飼いは天然痘にかからない」を参考に、8歳の子どもに牛痘を接種し、天然痘にかからないことを確認しました。これがワクチンの始まりです。

なお、ワクチンの語源はラテン語のVariolae vaccine（牛痘）です。近年の遺伝子解析により、このウイルスは実際には馬痘ウイルスだったことが明らかになっています＊3。

■天然痘撲滅

1958年、ソ連の生物学者ヴィクトル・ジダーノフがWHO（世界保健機関）」の総会で「世界天然痘根絶決議」を提案し、世界中の発病国でワクチン接種を進めました。そして、1977年、ソマリア人青年を最後に自然感染の天然痘患者は報告されず、ついに1980年5月8日、**人類初の感染症に対する勝利宣言「地球上からの天然痘根絶宣言」**を出しました。

せっかく地球上から根絶した天然痘がいつか再来したときにワクチンを作ることができるように、現在、アメリカの疾病予防管理センター（CDC）とロシアの国立ウイルス学・生物工学研究センター（VECTOR）の2カ所だけにウイルスは厳重に保管されています。

＊3　『06・「ワクチン」って何？』（032ページ）参照。

48 風疹
ふうしん

> ウイルス性疾患で、発熱、発疹、リンパ節の腫れがみられます。
> 妊娠 20 週目までの妊婦が感染すると、胎児は先天性風疹症候群
> になり、心臓の奇形、白内障、難聴が引き起こされます。

■ 風疹ウイルスの感染と症状

　風疹ウイルスの感染力は麻疹や水ぼうそうよりは弱いですが、
インフルエンザよりは強く、またウイルスの大きさが小さいため、
手洗い、うがい、マスク着用では予防は困難です。

　風疹の症状は、感染後 2 ～ 3 週間では発熱、発疹、リンパ節の
腫れが強いものの、症状は他の疾患でも出現するものが多く、症
状だけから診断をすることは困難です[1]。

　そこで抗体を調べます[2]。発疹が出現した時点で、抗体がす
でにできており、血液中に存在する抗体を測定することで診断で
きるからです。

　妊婦が感染すると胎児は**先天性風疹症候群（CRS）**を発症する
ことがあります。発症頻度は妊娠初期ほど高く、妊娠 1 カ月で 50
％以上、2 カ月で 35％、3 カ月で 18％、4 カ月でも 8％程度とさ
れています。風疹は大人の妊婦に感染しても無症状の場合もあり
ますが、胎児が先天性風疹症候群を発症する可能性があります。
先天性風疹症候群の典型的な症状は、心臓の奇形、白内障、難聴
です[3]。

---

[1]　症状を示さない場合や、肝臓の機能障害を示す場合もあり、人によってさまざま。
[2]　はじめての感染時に生じる IgM と呼ばれる特殊な抗体の有無を調べる。
[3]　他にも精神発達遅滞、糖尿病、眼球が小さくなるなど多様な症状を示す。

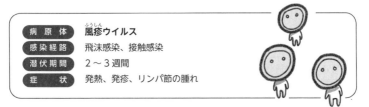

病 原 体	風疹ウイルス（ふうしん）
感染経路	飛沫感染、接触感染
潜伏期間	2～3週間
症　　状	発熱、発疹、リンパ節の腫れ

■ 風疹のワクチン

ワクチンは世界的には風疹、麻疹、おたふく風邪のワクチンを混合した新三種混合ワクチンが多く使われています。日本ではおたふく風邪のワクチンにより、無菌性髄膜炎（ずいまくえん）が発生したことを受けて新

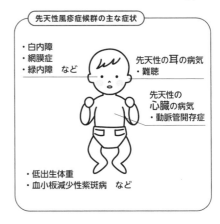

先天性風疹症候群の主な症状

・白内障
・網膜症
・緑内障　など

先天性の耳の病気
・難聴

先天性の心臓の病気
・動脈管開存症

・低出生体重
・血小板減少性紫斑病　など

三種混合ワクチンの接種は中止されました。現在は、おたふく風邪のワクチンを除いた、**風疹と麻疹の混合ワクチン**が接種されています。1歳までに1回目、就学前の1年間に2回目のワクチンを接種します。

■ 日本のワクチン接種状況

以前、日本ではほぼ5年周期で流行があり、このときに感染することで自然に免疫がつくことが期待されていました。**1979年**

4月1日以前に生まれた男性はワクチン接種がおこなわれていないため、その時期に生まれた男性では抗体が十分にできていない人が多く、風疹に感染して広めてしまう可能性があるため、自治体によって抗体量の検査やワクチンの接種がおこなわれています。

　妊娠をする可能性のある女性やその家族は、先天性風疹症候群を避けるために、風疹に感染しないよう十分な抗体を獲得しておく必要があります*4。

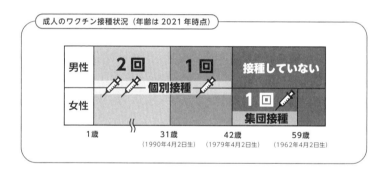

成人のワクチン接種状況（年齢は2021年時点）

| 男性 | **2回** | **1回** | **接種していない** |

個別接種

| 女性 | | | **1回** |

集団接種

1歳　　　31歳　　　42歳　　　59歳
（1990年4月2日生）（1979年4月2日生）（1962年4月2日生）

■ 日本は「蔓延地域」に指定

　2015年に南北アメリカ大陸では、風疹と先天性風疹症候群の排除宣言が出されました。アメリカ地域のワクチン接種率は92%を超え、国内での感染例が12カ月以上なかったからです*5。日本は風疹の蔓延地域とされ、米国の疾病管理予防センター（CDC）は、妊婦の渡航を控えるよう警告を出しています。

＊4　血液中の抗体量を検査して、十分でない場合には予防接種を受けることが推奨される。ただし妊娠後には接種できない。
＊5　輸入感染症による風疹患者はみられる。

49 ウイルス性肝炎(かんえん)

血液や経口で感染する肝炎ウイルスのみならず、肥満や過剰な飲酒なども原因となる肝炎は、その病状に気づくのが遅れると肝硬変となり、さらに肝がんへ進行します。

■肝炎と肝炎ウイルス

肝炎とは、何らかの原因で肝臓が炎症を起こしてしまうもので、原因として最も多いのが**肝炎ウイルス**の感染です[*1]。

ウイルス性肝炎は、すべて肝炎ウイルスが感染することによって引き起こされますが、原因となるウイルスの型で、A型肝炎、B型肝炎、C型肝炎、D型肝炎[*2]、E型肝炎といわれています。ただし、肝炎ウイルスが肝臓に感染しただけでは、肝炎になりません。肝臓で増殖し始めたウイルスを排除しようと、免疫細胞が肝臓の細胞を破壊することで肝臓の炎症（肝炎）が起こります。

5つの肝炎のうち、身近な感染症としては、A型、B型、C型の肝炎となります。

■A型肝炎

A型肝炎ウイルスは、加熱が不十分な魚貝類の摂取などにより感染します。症状が出ても、ほとんどの場合数カ月で治まり自然治癒する一過性のもので、基本的に治療はおこないません。また、慢性化することもほとんどなく、発がんの可能性も大変低いです。

[*1]　それ以外にもアルコールの過剰摂取、過食・肥満による脂肪肝、薬剤・サプリメントの過剰摂取、自己免疫などがある。

[*2]　D型ウイルスはB型ウイルスがないと増殖できない特殊なウイルスで、単独での感染は起こらない。

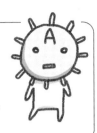

病 原 体	A 型肝炎ウイルス
感染経路	汚染された食物の摂取、性的接触
潜伏期間	2 ～ 7 週間
主な発生地	上下水道が未整備の地域
症 状	発熱、全身倦怠感、食欲不振、嘔吐、黄疸等。高齢者は重症化することあり

■ B 型肝炎

B 型肝炎ウイルスは、母親から新生児への産道感染（垂直感染）、輸血、性行為、医療従事者の針刺し事故など（水平感染）、血液や体液を介して感染します。

成人の水平感染の場合は急性の肝炎を起こしますが、ほとんどの場合自然治癒し、重症化の例は少ないです。

垂直感染や低年齢での水平感染の場合は、症状が出ないまま持続的に感染している状態となります。症状が出ると慢性肝炎になり、肝硬変、肝臓がんへと進行します。

■ C 型肝炎

C 型肝炎は、輸血、不衛生な道具を利用した入れ墨、ピアスの穴開けや、性行為によっても感染することもあります。

感染後、数カ月以内の潜伏期間を経て急性肝炎を起こすこともありますが、多くの場合は感染しても自覚症状があらわれません。20 ～ 30％前後の感染者はウイルスが消失し肝機能が回復します

病 原 体	B型肝炎ウイルス
感 染 経 路	輸血、性的接触、産道感染、針刺し事故、切り傷からの侵入
潜 伏 期 間	1〜6カ月（平均3カ月）
症 状	発熱、頭痛、全身倦怠感、食欲不振、下痢、黄疸 母子感染は症状が出ないままキャリアとなる

病 原 体	C型肝炎ウイルス
感 染 経 路	輸血、注射器共有、入れ墨
潜 伏 期 間	2週間〜6カ月
症 状	発熱、頭痛、全身倦怠感、食欲不振、下痢、黄疸 感染初期は自覚症状が出ないことが多い 感染後20〜30年で肝硬変、肝がんへと進行

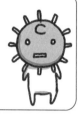

が、70〜80％前後が慢性肝炎となり、さらに、肝硬変、肝臓がんへと進行する例が多くあります。

治療はインターフェロンを用いた方法が取られていましたが、2014年以降、直接作用型の抗ウイルス薬を利用できるようになり、95％以上の人でウイルスを除くことが可能になりました。

■ E型肝炎

生のブタレバーや野生動物の生肉を食したり、糞便で汚染された水を飲んだりして経口感染するE型ウイルス（HEV）が感染す

ると、平均6週間の潜伏期間を経て、発熱、悪心、腹痛などの急性肝炎症状が発症します。しかし、大半の場合は自然治癒します。

■ 肝炎と肝がん

　肝炎は初期の段階では自覚症状がないため、見過ごされやすいです。しかし、やがて肝がんを引き起こすことがあります。

　肝炎の症状は、発熱、倦怠感、食欲不振などの体調不良に続いて、黄疸や濃色尿などが見られます。急性の肝炎では明確に症状が出やすいのですが、慢性肝炎になっても症状が出ない場合があり、見過ごされがちです。下図に示すように、慢性肝炎を放置すると、肝硬変へと進みます。肝炎の原因が取り除かれないとさらに進行し、肝がんになってしまいます。健診等の血液検査で、異常値が指摘されたら、早めに受診してください。

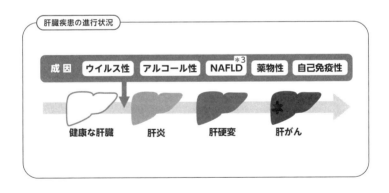

肝臓疾患の進行状況

成因　ウイルス性　アルコール性　NAFLD*3　薬物性　自己免疫性

健康な肝臓　　肝炎　　肝硬変　　肝がん

＊3　NAFLDとは非アルコール性脂肪性疾患。肥満やメタボリックシンドロームなどにより起こる脂肪肝。

主に熱帯・亜熱帯に多い蚊が媒介するウイルス感染症ですが、日本でも夏に流行事例がありました。2度目の感染で重症化することがあります。

■ 熱帯地域で蚊が媒介

デング熱は**デングウイルス**による感染症です。ウイルスを媒介するネッタイシマカが生息する東南アジア、南アジア、中南米に多い感染症ですが、オーストラリアや台湾でも感染事例が報告されています。世界でデング熱を発症する人は、1年間に1億人いるといわれています。

日本でも、夏場にはデングウイルスを媒介するヒトスジシマカが増えるため、感染地域から帰ってきた人から感染が広がることがあります。2014年には東京で150例以上の流行がみられました[*1]。

■ デング熱の症状

感染してから3〜7日後、突然、頭痛、筋肉痛、関節痛を伴う高熱が出ます。発症後、3〜4日後から発疹が体幹から出始めて手足に広がります。これらの症状は1週間程度で消え、後遺症もなく回復します。ただし、ウイルスに感染しても無症状のまま終わる不顕性感染が半数以上と考えられています。

[*1] 日本では1942〜45年にかけて、大規模な感染がみられた。記録上1万7554人の感染とされているが、実際は20万人は下らないものと推定されている。焼夷弾対策のための防火用水などによる蚊の大量発生が原因のひとつと考えられている。

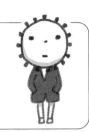

病 原 体	デングウイルス
感染経路	蚊による媒介
潜伏期間	3〜7日
主な媒介者	ネッタイシマカ、ヒトスジシマカ
症　　状	発熱、頭痛、筋肉痛、関節痛
	感染でできた抗体で重症化

　デングウイルスには4つのタイプがあり、そのうち感染したものは一生にわたり血液中に抗体ができます。そのあとで、以前に感染したウイルスとは異なるタイプのウイルスに感染すると**重症型デング熱**（デング出血熱、デングショック症候群）になることがあります。感染したウイルスに対する抗体が、別のタイプのウイルスの感染を手助けするのです。

　重症型デング熱では、デング熱の症状が治りかけたときに、鼻や消化管からの出血、血圧低下などのショック症状を伴うことがあります。放置すると20％以上の死亡率ですが、適切な治療により死亡率は1％以下に抑えられます。

■ 予防法

　予防には流行地域に旅行するときには、肌をできるだけ覆い、虫よけスプレーを正しく使って、蚊に刺されないようにすることが基本です。かつては海外渡航者向けのワクチンがありましたが、海外でワクチン接種者に重症型デング熱を発症する頻度が高いことが分かり、使用中止になっています。

麻疹（はしか）

文明の歴史とともに広がってきた麻疹。3000年に近い感染拡大の歴史を経て、今なお、感染すると特効薬は存在しない病気として世界中から恐れられています。

■非常に強い感染力を持つ麻疹ウイルス

麻疹（はしか）*1 は、麻疹ウイルスが、人から人へ感染することによって発症します。現代でも、世界各地で多くの人が麻疹を発症し、亡くなる人も多くいます。麻疹の感染が拡大する理由は、その感染力の強さにあります。

麻疹は飛沫核による空気感染をします。免疫を持たない人が、感染者と一緒の空間にいるだけで、ほぼ100%感染します。マスクや手洗いでは予防できません。麻疹の感染を防ぐ唯一の手段がワクチン接種です。

麻疹は感染すると自然に治るのを待つしかありません。感染者の多くは、自然に治り、その後は生涯続く免疫を獲得するので、再び麻疹に感染することはありません。

麻疹にかかると、肺炎や中耳炎などの合併症を起こしやすく、中には脳炎になってしまう人もいます。

麻疹ウイルスが体内にずっと残り、その人の脳に長く作用してしまう場合もあります。その場合、10年くらいしてから「ものが覚えられない」「持っているものを落とす」「うまく歩けない」

---

*1 「麻疹」は、中国語に由来し、全身にあらわれた発疹が麻の実を散らしたように見えるところからつけられました。また、「はしか」は「むずがゆい」を意味する方言の「はしかい」に由来しています。

病 原 体	麻疹ウイルス
感染経路	空気感染（飛沫核感染）・飛沫感染・接触感染
潜伏期間	7〜14日
主な生息場所	感染した人の体内・唾液・鼻汁
症 状	頭痛・発熱・倦怠感・関節痛・のどの痛み症状が出て、耳の後ろ等から赤い発疹が見え始め、徐々に全身に広がる

などの症状があらわれます。

■ 麻疹ワクチンを打たなくなってしまった日本

　麻疹の流行を防止する重要な手段であるワクチン接種ですが、日本では1990年代に集団接種を見合わせる時期がありました。これは、MMR 3種混合ワクチンの接種による無菌性髄膜炎が報告され、ワクチンの集団接種が控えられたためです。これにより、麻疹ワクチンの接種を受けず免疫を持たない世代に人たちが、高校生から大学生になるあたりの2007年から2008年にかけて、日本の大学を中心に麻疹の大流行が起こりました。日本政府は、中学生や高校生などに緊急ワクチン接種をおこない、流行は沈静化しました[2]。

　歴史的な記録をたどると、約30年ごとに流行がくり返されています。歴史上の人物では、鎌倉幕府の執権・北条時頼が、1256年に鎌倉で大流行した麻疹にかかり、江戸幕府の5代将軍・徳川綱吉が、1709年にやはり当時江戸で流行していた麻疹にかかっています。

---

[2]　その後日本では、土着の麻疹ウイルスによる新規感染者が3年間確認されなかったことから、2015年には麻疹排除国としてWHOより認定されている。

52 ラッサ熱

西アフリカで毎年流行する風土病が感染拡大し、しばしば欧米諸国などで感染者が出現することで恐れられている熱病です。WHOで世界的流行の危険のある病気として警戒しています。

■西アフリカの風土病となったラッサ熱

ラッサ熱は 1969 年にナイジェリアのラッサ村で見つかった病気です。最初の患者は、キリスト教系の病院に勤務していた女性の看護師でした。突然、のどの痛みを訴えた彼女は、まもなくのどの中に潰瘍が見られ、40℃ を超える発熱が起こった後、出血斑・呼吸困難・血圧降下などの全身におよぶ症状で亡くなりました。その後、同じ病院で、看護師 3 人が同様の症状で感染し、内 2 人が相次いで亡くなりました。1970 年代になって原因ウイルスがわかり、村の名前にちなんで**ラッサウイルス**と命名されました。

ラッサ熱は、サハラ砂漠より南の西アフリカ諸国[1]で毎年流行する風土病となっています。特にシエラレオネでは、病院外での発症者が多く、米国の疾病医療センター（CDC）の調査によって、住民の 8 〜 52％に抗体が発見されました[2]。

■ネズミが媒介するラッサウイルス

ラッサウイルスは、西アフリカから中央アフリカにかけてに生息するノネズミの仲間である**マストミス**の体内で増殖します。ラ

---

[1] シエラレオネ、ナイジェリア、リベリア、セネガル、ギニアなど。
[2] この調査では、純農村地帯の抗体保有率が高いことから、シエラレオネの特定地域では、日常的にラッサウイルスに多く触れる機会があることを示している。

病 原 体	**ラッサウイルス**
感 染 経 路	ネズミの一種（マストミス）に噛まれたり、 糞／尿に汚染された食器や、感染者の血液・ 体液・便・尿など
潜 伏 期 間	5 〜 18 日
主な生息場所	西アフリカに生息するネズミ（マストミス）の体内
症 状	頭痛・発熱・倦怠感・関節痛・のどの痛み・吐き気等

ッサウイルスを保有しているマストミスに噛まれたり、糞や尿で
汚染された食器を使ったりすることで感染します。

■ 日本にも感染者が出たことがある

　日本では1987年にシエラレオネに旅行してきた40代の男性が、
帰国後に発症した例が報告されています。世界では、米国・英国・
ドイツ・スウェーデンでの感染者情報や、2019年のナイジェリ
アでの大規模流行が報告されています。

　ラッサ熱は、感染症法でエボラ出血熱などと並ぶ、第1種感染
症に指定されています。万が一ラッサ熱の感染拡大が日本に起こ
れば、ラッサ熱に対する抗体を持っていない日本人のあいだでは、
一気に大流行が起きる心配があるためです。西アフリカ方面へ旅
行した人が帰国する際には、ラッサ熱にかかっていないか、注意
深く見守る必要があります。

ポリオ（急性灰白髄炎）

> 文明の歴史とともに広がってきたポリオ。3000年に近い感染拡
> 大の歴史を経て、今なお感染すると特効薬は存在しない病気と
> して世界中から恐れられています。

■感染してもほとんどが無症状のポリオ

ポリオは、急性灰白髄炎を示す「ポリオマイアライティス」か
ら名づけられ、脊髄や脳の灰白質*¹ に炎症が起きる病気です。
小さい子どもが感染して脚などに麻痺が残ることがあったため、
かつては「小児麻痺」とも呼ばれていました。

原因は、**ポリオウイルス**の感染です。口から入ったポリオウイ
ルスは、まず小腸の細胞に入ります。その後、増殖しながら血液
に入り、腰のあたりの脊髄に到達します。ウイルスは、脊髄の灰
白質を好んで増殖し、その細胞を破壊することがあります。する
と、破壊された箇所につながっていた筋肉などに麻痺が起こりま
す。ウイルスが脳に到達した場合は、延髄の細胞を破壊するため、
呼吸中枢などがやられ、生命の危険にさらされます。ただし、こ
のような麻痺に至ってしまうのは、全感染者のうち、0.1％程度
です。感染しても、ほとんどが無症状か軽症のうちに回復してし
まいます。

実は、この無症状感染者が多いのが問題です。感染に気づかな
いうちにウイルスをばらまいてしまうからです*²。

---

*1　灰白質とは、脊髄・脳といった中枢神経で、神経細胞が多く集まっている場所を指す。
　　色が灰白色をしている。
*2　実際に世界各地で感染拡大が何回も起こり、現在でも流行する国が多くある。日本でも
　　1960年に大規模な流行があり、5000人以上の患者が発生した。

病 原 体	ポリオウイルス
感 染 経 路	主に接触感染、ときに接触感染
潜 伏 期 間	6〜14日
主な生息場所	感染した人の腸管内・脊髄・延髄
症 状	ほとんどが無症状。脊髄に感染し、発症すると、主に腰から脚にかけて麻痺が起こる。延髄に感染する場合もある

■ ワクチン接種で急激に減少

1960年の流行を受けて、その翌年からポリオワクチンの集団接種が始まり、1300万人の子どもに弱毒化したポリオウイルスの生ワクチンが投与されました[*3]。

生ワクチンの集団接種により、**2000年にポリオの根絶が宣言**されました。

ただポリオの野生種による感染はなくなったものの、ごくまれにワクチン由来と考えられるポリオ患者が発生していました。これは、生ワクチンを投与された幼児の腸管から、ポリオウイルスが排出されたことによる2次感染を示しています。このことを重くみた政府は、2012年からの接種を、不活性化ワクチンに切り替えています[*4]。

生ワクチンより安全な不活性化ワクチン接種は、諸外国では日本より10年ほど早くおこなわれていました。日本での導入が遅れたのは生ワクチンにこだわった政策のためです。生きているウイルスを飲ませる生ワクチンの危険性をきちんと検討せずに、ずるずると接種をくり返した政府の責任は重いといえるでしょう。

[*3] 投与は口からシロップのように飲み込む方式でおこなわれ、腸管で増殖したウイルスがその人の免疫システムにはたらきかけ抗体をつくる。

[*4] 不活性化ワクチンは、ウイルスを殺して活性をなくし、免疫に必要な成分だけを取り出してつくったワクチン。接種した人からポリオウイルスが出てくることはない。

54 日本脳炎

今でもアジアを中心に年間数万人の患者がでている日本脳炎。名前の由来は、この病気が日本で最初に知られ、日本で最もよく研究されたからです。

■ ブタが「増幅動物」

日本脳炎ウイルス[*1]は、日本ではコガタアカイエカが媒介します。人から人への感染はなく、ブタの体内で増殖して血液内にあるウイルスを蚊が吸血し、この蚊が人を刺して感染します。そのため、日本では、ブタの飼育が多い関東から西の方面に多くみられてきました。

ブタは成長までの期間が短いため感受性の高い個体が多く供給され、また血液中のウイルスが多くなるので、ウイルスにとって最適な増殖宿主となっています。

最近になって、日本脳炎ウイルスがベトナムや中国雲南地方など外部から飛来（渡り鳥や偏西風が運ぶウイルス保有蚊）していることや、そのウイルスが越冬し独立した変異をしていることがわかってきました。

■ 発症する割合は低いけれども…

私たちの体内では、血中にあらわれるウイルス量は極めて少なく、人から人へなど他へ伝染させることはありません。

[*1] フラビウイルス（プラス鎖 RNA ウイルス）の仲間。

病　原　体	日本脳炎ウイルス
感 染 経 路	コガタアカイエカなどによる媒介
潜 伏 期 間	1〜2週間
主 な 発 生 地	日本およびアジア、極東ロシア、オセアニア
症　　　状	頭痛、発熱、食欲不振、腹痛、下痢、意識の混濁、痙攣、麻痺、異常運動（筋強直、不随運動、振戦、病的反射）など

日本脳炎は、一度発症すると、意識不明や痙攣など脳細胞にダメージを受けると生じる症状があらわれ、死に至ることもある病気です。しかし、このウイルスに感染して発症する率は低く、感染した人の約300〜3000人に1人が脳炎を発症すると見積もられています。ただし、日本脳炎は症状が出たときにはウイルスが脳内に達していて、脳細胞を壊しているため回復後も脳細胞の修復が期待できません。

■ 予防が重要

致命的にもなり重い後遺症も残ることも多い日本脳炎ですが、日本においてはワクチンによる予防接種策が整備されています。

1954年に日本において開発されたワクチンは効果があったものの副作用が否定できないという理由で使用中止になりましたが、現在は第2世代のワクチンが広く利用され、感染が抑えられています。

55 西ナイル熱

西ナイル熱（ウエストナイル熱）は、アフリカ・中東・ヨーロッパに分布するウイルスです。感染した鳥から吸血した蚊に刺されることで感染します。

■ 西ナイル熱の分布

西ナイル熱はアフリカ、ヨーロッパ、中東地域など広い範囲にみられます。

北米大陸は流行地域ではありませんでしたが、1999 年にニューヨークでみつかり、2002 年には 35 州に流行が拡大しました[1]。アメリカと日本は人の行き来も多く日本にも持ち込まれることが心配されました。

■ 症状

感染してから通常 2 ～ 6 日で39℃以上の発熱、頭痛、咽頭痛、背部痛、筋肉痛、関節痛があらわれます。発疹やリンパ節の腫れ、腹痛、嘔吐、結膜炎などの症状が出ることもあります。多くの場合、これらの症状は 1 週間ほどで消えます。

発症者のうち 3 ～ 3.5％では重症化し、頭痛、高熱、方向感覚の欠如、麻痺、昏睡、震え、痙攣など神経系の症状がみられます。重症患者の多くは高齢者で、致死率は重症患者の 3 ～ 15％といわれています。

---

[1] 2677 名の患者が報告され、137 名が死亡した。

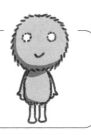

病 原 体	ウエストナイルウイルス
感染経路	鳥から蚊による媒介
潜伏期間	2〜6日
主な媒介者	野鳥から吸血した蚊
症 状	発熱、頭痛、筋肉痛、関節痛

■ 西ナイル熱の予防

　現在、西ナイル熱に対するワクチンはなく、予防は蚊に刺されないようにすることに尽きます。流行地域ではできるだけ肌を覆い、服の上から虫よけスプレーをかけると効果的です。肌が出ている部分には虫よけスプレーをしましょう。

　またできるだけ蚊を減らすために、水たまりをつくらないようにバケツやペットの水入れ、空き缶などの水を捨てるようにすることも重要です。

■ 日本での蔓延の可能性

　ウエストナイルウイスは鳥が自然宿主で、イエカなど日本に生息する蚊も媒介します。アメリカでもカラスやスズメなどの野鳥に感染することが確認されており、日本に入ってきた場合にもウイルスを増幅する鳥がたくさんいると考えられています。

　つまり一度日本に侵入すると、鳥を介して感染が広がる可能性が高いのです[2]。

---

[2]　鳥がウエストナイルウイルスに感染すると、死亡する場合もある。日本でウエストナイルウイルスに弱い希少種がいた場合、絶滅の危機に追いやられる可能性も想定される。

56　狂犬病

> 犬が狂ったように攻撃的になる狂犬病は、人も含めたすべての
> 哺乳類が感染すること、さらに、治療法がないため、発症する
> とほぼ確実に死亡する恐ろしい感染症です。

■ 世界各地で感染する可能性がある狂犬病

　致死率が 100 ％の感染症で、世界中で毎年 5 万人以上が亡く
なっている狂犬病ですが、日本国内での発生はありません。しか
し、海外で感染した患者の発生が散発的にみられます。

　日本では 1950 年より犬へのワクチン接種が義務づけられ、
1956 年以降狂犬病の発症報告はありません。日本と同様に狂犬
病の封じ込めができている国は、イギリス、スウェーデン、オー
ストラリアなどの一部の国のみで、欧米も含めた全世界で感染が
報告されています。キツネ、アライグマ、コウモリなどに噛みつ
かれて感染することもあります。

■ 狂犬病とは

　病原体の**狂犬病ウイルス**は、感染した動物の唾液中に多く含ま
れ、その動物に噛まれると傷口から体内に入ります。

　潜伏期間は 1 ～ 2 カ月程度で、発熱、頭痛、疲労感など風邪に
似た症状に始まり、噛まれた部分の痛みや知覚異常を感じます。
やがて、幻覚や錯乱などを起こし、唾液腺は肥大して唾液や水を

病 原 体	狂犬病ウイルス（きょうけんびょう）
感染経路	犬やコウモリなどに噛まれて体内に侵入
潜伏期間	1～2カ月（数年の例もあり）
主な発生地	世界各地（日本、イギリス、スウェーデン、アイスランド、 オーストラリア、ニュージーランドを除く）
症 状	中枢神経障害、唾液吸い込み障害、けいれん、呼吸停止

飲み込めなくなります。さらに筋けいれんを起こし、背をそらすようになり、最終的には昏睡状態から呼吸停止し、死亡します。治療法が確立されておらず、発症すると100%死亡する感染症でした[1]。

　犬などの動物でも人と類似した病状がみられます。性格の変化・行動異常から、やがて唾液を垂らしながら狂ったようにやたらに噛みつく狂躁状態（きょうそう）になり、全身麻痺を経て、昏睡状態になり死亡します[2]。

■ 予防・治療

　日本国内では心配はないですが、海外渡航時には要注意です。犬や野生動物などに近づかないよう行動してください。

　万が一、犬猫やキツネ、コウモリなど野生動物に噛まれた場合は、すぐに傷口を洗浄し医師の診察を受けるとともに、検疫所と連絡をとって発症予防の狂犬病ワクチン接種を受けることを強くお勧めします。

---

[1]　近年は奏功する治療法が開発されつつある。
[2]　牛などは狂躁状態にならず、終始麻痺状態になる。

57 黄熱

黄熱は、日本国内およびアジア地域での発生はみられません。しかし、今でもアフリカ熱帯地域や中南米の熱帯地域では流行がみられるウイルス性疾患です。

■ かかったら対症療法しかない

黄熱ウイルスに感染しても、多くの場合は症状があらわれません。一部の感染者が、3～6日の潜伏期間の後、急激な発熱、頭痛、筋肉痛、悪心、嘔吐を起こします。その一部は3～4日後に軽快、自然治癒します。

重症化すると、複数の臓器からの出血や黄疸、腎不全を起こします。この場合、特別な治療法はなく、症状を軽くするための対症療法が中心となります。なお、黄熱は、重症化すると黄疸が出ることからこのように呼ばれます。

■ 2つの感染サイクル

黄熱は、黄熱ウイルスを保有する蚊（人の場合はネッタイシマカ）に刺されることで感染します。人と蚊のあいだでの感染サイクル（都市型黄熱）、サルと蚊のあいだでの感染サイクル（森林型黄熱）があり、人が森林へ入り込む場合にも感染の危険性があります。最近では、アフリカのサバンナの農村地域において、人とサルの両方から吸血する蚊が媒介する黄熱（中間型黄熱）も発生しています。

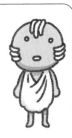

病 原 体	黄熱ウイルス
感 染 経 路	サル、人、蚊（ネッタイシマカ）
潜 伏 期 間	3〜6日
主な生息地	アフリカ、中南米の熱帯地方を中心とした 北緯15度から南緯10度の地域
症　　　状	発熱、頭痛、背部痛、虚脱、悪心、嘔吐、徐脈、 腎障害、出血傾向、黄疸

　なお、人と人のあいだで直接的接触感染はないと考えられています。なお、現在日本ではネッタイシマカの生息は確認されていません。

■ 有効なワクチン

　黄熱の致死率は5〜50％です。致死率は高いのですが、回復すると終生免疫を保持します。

　予防効果が高いのが防蚊対策とワクチン接種です。黄熱ワクチンの接種は、日本では検疫所、日本検疫衛生協会診療所、一部の医療機関で実施しています。このワクチンは

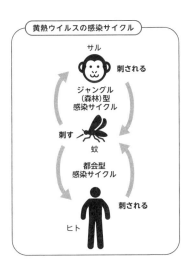

黄熱ウイルスの感染サイクル

サル

刺される

ジャングル（森林）型
感染サイクル

刺す

蚊

都会型
感染サイクル

刺される

ヒト

生ワクチンなので、接種後28日間は他のワクチンを接種できないということに注意が必要です。

■ 野口英世博士との関わり

千円札の肖像にもなっている野口英世は、日本ではこの黄熱研究で有名ですが、残念ながらその研究のさなかに黄熱にかかって亡くなっています。

当時すでに、ロックフェラー研究所に所属し梅毒等の研究で世界的に有名となっていた野口は、アフリカや中南米で流行していた黄熱病を終息させるために出かけます。黄熱に似た症状を示す細菌による病気についてワクチンをつくりますが、アフリカでは効かないといわれ、まわりの反対を押し切って向かいます。実は野口が発見したのは黄熱と症状がよく似たワイル病の病原体(スピロヘータという細菌)だったことが後にわかります。野口はアフリカで研究中に亡くなりました。51歳でした。彼の死後、彼の血液をサルに接種したところ黄熱を発症したことから死因は黄熱と確認されました*1。

黄熱は世界史にも少なくない影響を与えています。

パナマ運河の建設が1880年に工事が始まったのにもかかわらず完成まで30年間以上かかったこと、アメリカ合衆国は独立当時フィラデルフィアが中心だったにもかかわらず首都をワシントンとしたことは、この黄熱の流行が原因だといわれています。

---

*1 最期の言葉は「私にはわからない」だといわれている。当時の顕微鏡では、まだウイルスをみつけられるだけの性能がなかった。

58 鳥インフルエンザ

A型インフルエンザウイルスは鳥類に感染する病気ですが、私たちが鶏肉を食べても感染はしません。人に感染する例もあるものは、高病原性鳥インフルエンザと呼ばれています。

■ 咳をして鼻水を出す鳥

鳥インフルエンザは野鳥や家きん（ニワトリ、アヒル、ダチョウ、七面鳥など）が感染しやすい感染症です。鳥どうしの感染力が大変強く、鳥類または病原体に汚染された排せつ物、飼料、ほこり、水、ハエ、飼養器具や車などに触れた野鳥や人を介して感染します。感染した鳥は症状をまったく示さず死ぬことも多いです。

ニワトリの症状例は、元気喪失、食餌（しょくじ）や飲水量の減少、産卵率の低下、顔の腫れ、トサカや脚の変色（紫色）、せき、鼻水、下痢などがあります。

もしも野鳥などの死がいを見つけたときは鳥インフルエンザをすぐに疑わなくても、さまざまな感染症を避けるために素手での接触を避け、ごみ袋に入れてください。また、ハトやカラスが5羽以上同じ場所で死んでいるのを見つけときは役所に届けてください。

野鳥やそのフンなどを介してペットの鳥に、そして飼い主に感染することもあるので、気をつけましょう。

<table>
<tr><td> 病 原 体</td><td>A型インフルエンザウイルス</td></tr>
<tr><td>感染経路</td><td>飛沫感染、接触感染、空気感染</td></tr>
<tr><td>潜伏期間</td><td>1〜10日</td></tr>
<tr><td>主な発生地</td><td>東南アジア、中東、ヨーロッパ、アフリカ</td></tr>
<tr><td>症　状</td><td>（人の場合）呼吸器感染症、消化器症状</td></tr>
</table>

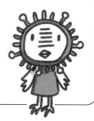

感染の経路

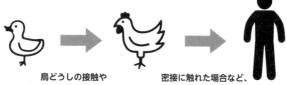

鳥どうしの接触や
ふん尿などを介して感染

密接に触れた場合など、
きわめてまれに感染

■ 高病原性鳥インフルエンザ

　A型インフルエンザが鳥どうしの感染をくり返し、感染力と
毒性が増加したものを「**高病原性**」と呼びます＊1。ひとたびまん延すれば、養鶏産業に及ぼす影響が大きく、鶏肉や鶏卵の安定供給が脅かされます。

　感染がわかると、国際的にも高病原性鳥インフルエンザの非清浄国として扱われ、日本からの鶏肉・鶏卵の輸入を禁止されます。鳥類の感染拡大を防ぐとともに、人への感染や変異を防止するためでもあります。そのため環境省は高病原性のまん延状態を常に

＊1　H5N1型以外に、H7N4型、H7N9型などの亜種がある。

監視しています*²。

■対策

　家きんの感染予防には、日頃から野鳥を近づけないネットの設置、関係者以外の出入り制限、水・餌の汚染防止が大事です。これはニワトリたちを守るだけでなく、人への感染を防ぐためにもなります。人が感染した場合はタミフルなどの治療薬は効果がありますが、季節性の人インフルエンザワクチンは鳥インフルエンザに対し予防効果がありません。

　鳥インフルエンザウイルスには一般の消毒薬が効果あります。ニュースで養鶏所の周辺に消石灰を一面にまく様子を見ることがあります。これは養鶏所のすみずみまで消毒できるほか、ネズミなどの小動物が出入りするのを足跡で見つけ出すためもあります。

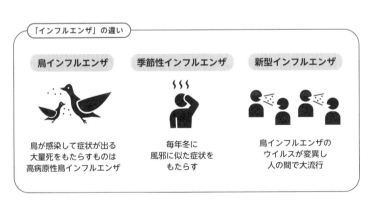

「インフルエンザ」の違い

鳥インフルエンザ
鳥が感染して症状が出る
大量死をもたらすものは
高病原性鳥インフルエンザ

季節性インフルエンザ
毎年冬に
風邪に似た症状を
もたらす

新型インフルエンザ
鳥インフルエンザの
ウイルスが変異し
人の間で大流行

*2　2003〜2020年に、H5N1型だけでもアジアを中心に世界で862人が感染し、455人が死亡している。

エボラウイルス病（エボラ出血熱）

1970年代にはじめて発生したエボラウイルス病は、致死率が約90%にもなる感染症です。治療法は確立されていませんが、対症療法の進歩で、致死率は下がりました。

■ エボラウイルス病（エボラ出血熱）とは

エボラウイルス病は、広く「エボラ出血熱」と呼ばれている急性の熱性感染症で、**エボラウイルス**が引き起こします。ウイルスのタイプによっては致死率が80〜90%のものもある大変危険な感染症です。必ずしも出血症状を伴うわけではないので、近年は国際的に名称が変わりつつあります。

■ エボラウイルス病の症状

病原体のエボラウイルスの大元の宿主は、オオコウモリ科のフルーツコウモリと考えられています。宿主や感染した野生動物の血液、体液や臓器などに直接触れることで、そのウイルスが人間社会に持ち込まれ、傷口や粘液から体内に入り感染します。そして感染者の血液、分泌液、体液や汚染物のウイルスと接触することにより感染が拡がります。そのため、介護に携わった人や医療従事者が不意に患者の体液や吐物などに触れることで感染が拡がります*¹。

また、回復者の精液の中に長期間エボラウイルスが存在するた

---

*1 土地の風習で葬儀の際に死亡した人のからだに直接触れることもあり、それが感染拡大の理由のひとつと考えられている。

病 原 体	**エボラウイルス**
感 染 経 路	感染動物や感染者の血液、体液、分泌物などに触れて、傷口や粘液からの体内に侵入
潜 伏 期 間	2〜21日
主な発生地	アフリカ中央部
症 状	発熱、頭痛、嘔吐、下痢、腎臓・肝臓の機能障害、内出血・外出血等がみられることもある

　め、精液中のウイルス検査とともに、性行為等を控えることも感染拡大の抑制となります。

　潜伏期間は2〜21日で、突然の発熱、強い脱力感、頭痛、筋肉痛、のどの痛みなどインフルエンザと似た症状があらわれます。その後、嘔吐や下痢、発疹や、腎臓・肝臓の機能に支障をきたします。内出血・外出血が見られることもあります。

　エボラウイルスは体内に入ると、まず、免疫細胞に感染し免疫力を落とし、増殖を加速します。また、ウイルスが感染した免疫細胞の一種マクロファージからさまざまなサイトカインが大量に放出される「サイトカインストーム」が起こり、多臓器機能不全、血液凝固系の異常などが起こり、血管の細胞が障害を受けた場合は出血し、死亡する例が少なくありません。

　しかし、現在は対症療法が進み、死亡率は50％程度になりました。

■治療と予防

まだ確立された治療法はありません。そのため、脱水症状に対する点滴やビタミン剤・栄養剤の投与などの対症療法により小康状態を保たせ、体内の免疫機能にもとづく患者自身の自然治癒力により回復を図る方法がとられます。

エボラウイルスに効果を持つ可能性が高いワクチンが見つかりつつありますが、確実な効果は確かめられていません。流行地に訪れる場合は、感染が疑われる人や死亡した人に近づかない、動物にも注意し、生肉を食べない、手指の洗浄・消毒、目をこすらないなど、物理的な予防が重要です。

■極めて危険性が高いウイルス性出血熱

エボラウイルス病は、1976年にアフリカ中央部[2]でほぼ同時に発生しました。コンゴでは致死率が88%に達し、マスクなどの医療器具不足などの理由もあり、医療従事者も多数亡くなりました。その後も、しばしば感染が起こっており、特に2014年から16年の西アフリカでのエピデミック（地域流行）では、死亡者が1万人を超えました[3]。

エボラウイルス病は、クリミア・コンゴ出血熱、マールブルグ出血熱、ラッサ熱と並ぶ、ウイルス性出血熱4疾患のひとつです。この4種に加え、南米出血熱、天然痘、ペストとともに、感染力とその病状の重さから危険性が極めて高い一類感染症に指定されています[4]。

---

[2]　現在の南スーダン共和国とコンゴ民主共和国。
[3]　ここ数年中央アフリカでもエピデミックが続発し、WHOも緊急事態宣言を出すなど対応している。
[4]　感染症の分類は『コラム①・感染症の分類』（053ページ）参照。

60 SARS・MERS

サーズ　マーズ

> 21世紀に入り「普通の風邪」（風邪症候群：普通感冒）を引き
> 起こすとされてきたコロナウイルスに、凶悪な変種が次々に登
> 場しました。その先がけとなったのが SARS と MERS です。

■ コロナウイルスの変種

SARS は重症急性呼吸器症候群の略称[*1]、MERS は中東呼吸
器症候群の略称[*2] です。

現在世界を脅かしている新型コロナウイルス感染症[*3] も含め、
いずれもコロナウイルスという風邪でよくみられるウイルスの一
種で、感染経路は主に接触感染と飛沫感染です。

■ 中国での SARS 流行

2002年末、中国の広東省で新型の肺炎が報告されました。細
菌類に効くはずの β－ラクタム系抗生物質（ペニシリンなどの仲間）
の効果がなく、結核などの既知の肺炎でもない肺炎を**非定型肺炎**
と呼びます。

非定型肺炎の多くは長引きはするものの死亡率はそれほど高く
ないとされていますが、この肺炎は違いました。

この病原体は中国国内で急速に重症化する肺炎を引き起こしな
がら広まり、初期から300人を超える感染者と5名の死者を出し
ました。2003年2月に香港のホテルで、3月にはベトナムや香港

---

* 1　Severe Acute Respiratory Syndrome、病原体の呼称は「SARS－CoV」。
* 2　Middle East Respiratory Syndrome、病原体の呼称は「MERS－CoV」。
* 3　Novel Corona Virus Infectious Disease, 2019／COVID－19、病原体の呼称は「SARS
　　－CoV－2」。

の医療機関でも院内感染を発生させるなど、流行は広まりました。2003年3月2日にWHO（世界保健機関）は全世界向け注意喚起（グローバルアラート）を発し、3月15日にこの疾患にSARSという名前がつけられました。

　SARSはアジアやカナダを中心に広がり、WHOの終息宣言までに8000人を超える感染者と700人を超える死者を出しました。これが2003年7月のことです。

　恐るべきことに高齢者での致死率は半数以上、感染者全体でもおよそ**9.6%**だったと推計されています。

■ SARSはどこから来たか

　SARSは人畜共通感染症という、人と動物に共通する感染症と考えられています。コウモリが持っていたコロナウイルスの一種が変異をくり返し、人と人の間で感染する能力を獲得したことから一気に広まったという説が有力です＊4。

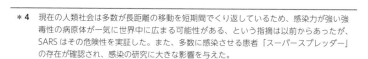

病 原 体	SARSコロナウイルス
感染経路	飛沫および接触感染、糞口感染 （その他の経路は未確定）
潜伏期間	2〜10日（平均5日）
主な発生地	インドを除く東アジア（拡大期はカナダなど）
症　　状	インフルエンザ様（発熱、悪寒戦慄、筋肉痛）症状、 非定型肺炎、咳、呼吸困難、下痢

＊4　現在の人類社会は多数が長距離の移動を短期間でくり返しているため、感染力が強い強毒性の病原体が一気に世界中に広まる可能性がある、という指摘は以前からあったが、SARSはその危険性を実証した。また、多数に感染させる患者「スーパースプレッダー」の存在が確認され、感染の研究に大きな影響を与えた。

■ MERS

　SARS の流行から約 10 年後の 2012 年 4 月、ヨルダンの病院で肺炎の院内感染が起き、同年 6 月と 9 月にはサウジアラビアでも同様の肺炎が確認されました。9 月に発生した患者はイギリスに運ばれ、イギリス健康保護局が新型のコロナウイルスを検出し、先行する 2 例も同じウイルスだったことが後に明らかになりました。これが MERS です。

　MERS の感染力は SARS よりは弱いと考えられているため、急速に感染を広げるパンデミックは起こさないだろうと考えられています。とはいえ、2012 年から 15 年までの流行で確認された感染者は 1000 人未満ではあるものの、そのうち 350 人あまりが死亡しており、致死率は **36.7%** と SARS よりも大幅に高いものです。

　このウイルスも人畜共通感染症のひとつで、感染を広げる媒介となっているのはヒトコブラクダだと考えられています＊5。

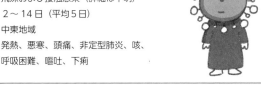

病 原 体	MERS コロナウイルス
感染経路	飛沫および接触感染（詳細は不明）
潜伏期間	2 〜 14 日（平均 5 日）
主な発生地	中東地域
症　　状	発熱、悪寒、頭痛、非定型肺炎、咳、呼吸困難、嘔吐、下痢

＊5　病原体の起源は正確には不明だが、オマールでおこなわれた調査では、調査対象だった 50 頭のヒトコブラクダすべてからウイルスの抗体が検出されている。

61 新型コロナウイルス感染症

> 新型コロナウイルス感染症[*1]は、SARSを引き起こしたものに
> よく似た新型のコロナウイルスによる感染症です。その出現か
> ら現在までの経過を追ってみましょう。

■ 新型コロナウイルス感染症の出現

　2019年末、中国武漢市で肺炎患者の発生が報告されました。
当初はSARSと考えられていた感染者は第一報では数十人だと
いわれていましたが、実際には12月時点で100人以上、翌年1
月中旬には5000人にも達していたと考えられています。

　日本国内でも2020年1月初旬からこの肺炎は報じられていま
したが、東京オリンピックを控え、観光客のインバウンド収入を
重視していた日本政府はほとんど対応をとりませんでした[*2]。

　当初は対岸の火事扱いをしていたヨーロッパ諸国では、3月頃
からイタリアを皮切りに感染の拡大が始まり、国境の閉鎖や入国
禁止の措置がおこなわれるようになりました。また、日本でも主
要都市で感染者の増加が続き、3月におこなわれた休校要請に続
いて4月には緊急事態宣言が発出され、外出や外食産業の営業の
自粛が呼びかけられました。

　2020年5月中旬の感染者は全世界で500万人を超え、死者数
も30万人以上に達しました。感染者は北半球の冬季を迎えてさ
らに増加し続け、2021年1月には全世界の感染者数が約9000万

＊1　Novel Coronavirus disease 2019/COVID−19：病原体の呼称は「SARS − CoV − 2」。

＊2　このため、札幌雪まつりで多数の来日客を迎えていた北海道を中心に最初の流行が
　　広まり、2月末には北海道知事が緊急事態宣言の発出や外出自粛を要請した。

病 原 体	新型コロナウイルス（SARS‐CoV‐2：SARSコロナウイルス2）
感 染 経 路	接触感染および飛沫感染など
潜 伏 期 間	1〜14日（平均5日）
症 状	発熱、咳、筋肉痛、だるさ、呼吸困難、頭痛、下痢、嗅覚・味覚障害、肺炎など

人、死亡者は200万人を超えました。

　日本では2020年春の第一波に続き、20年夏の第二波、20年末から21年2月にかけての第三波、21年4月から6月の第四波と規模を大きくしながら感染が続発しています。

　2021年7月初旬時点で世界で1億8千万人が感染、死者は400万人に上るといわれていますが、死亡統計などが正確におこなわれていない国々も多く、詳細が明らかになるには時間が必要かもしれません。

■「COVID‐19」という名称

　従来、疾患はそれが発生した（と思われた）国や、発見者の名前を冠することが普通でした。しかし、それが発生した地域や国、ひいては民族に対する差別につながることがありました。また、一方的な名前のイメージがつくとリスクの把握を妨げ、防疫体制の不備につながるなどのデメリットも指摘され、新型コロナウイルス感染症の病名には、地名が冠されることはありませんでした。

このウイルスはSARSウイルスによく似ており、コウモリを起源とする説が有力です。しかし、人に感染をもたらした中間的な宿主は特定されていません。

　また、早い時期からウイルスには複数の型があったこともわかっています。ケンブリッジ大学のグループが2020年4月におこなった報告では、コウモリの持つコロナウイルスに近く、初期からアメリカやオーストラリアで感染を広げていたA型、A型から変異し、武漢市を中心に感染を広げたB型、さらにB型から変異して欧州で感染を広げたC型の3つの型があったとされています*3。

■ **ウイルスへの対策**

　ウイルスは、自分自身を複製するための遺伝情報と、それを守り、細胞内に送り込む仕組みを持っています。

　ウイルスは遺伝情報を守るタンパク質の殻（カプシド）を持っていますが、コロナウイルスを含めて、細胞に取りついたり、自分を細胞に取り込ませたりするためのエンベロープ（封筒という意味）を外側にまとっているものもあります。それぞれの性質に応じて、利用できる薬やワクチン、対処方法が異なります*4。

　コロナウイルスは一本鎖RNAを持つタイプで、変異しやすくすぐに新しい型が生じます。この中にはより感染しやすいものや検査をくぐりぬけるものもあります。報道では、感染拡大が確認された国名に「株」をつけて呼ばれることが多いですが、正式な

＊3　なぜ初期型と考えられているウイルスが中国本土よりもアメリカやオーストラリアで流行していたのか、それぞれの亜型のあいだで再感染はありうるのか等、わからない点は数多くある。

呼称を使うようにしましょう。

　デルタ株やガンマ株など、感染性のより強い変異株が次々に出現しており、感染対策の切り札と考えられていたワクチンも感染抑止効果が十分ではなくなる可能性が指摘されています。三密を避ける、マスクと手洗いを徹底するといった基本対策はしっかり続けたいものです。

■ マスク、手洗いと消毒が基本

　コロナウイルスはエンベロープがあるタイプのウイルスなの

変異株の種類

	最初の発見国（時期）	主な異変	感染力（従来比）	ワクチンの効き
アルファ株	英国（20年9月）	N501Y	1.3〜1.7倍	防御効果は維持
ベータ株	南アフリカ（20年5月）	N501Y E484K	1.5倍程度	防御効果が弱まる可能性
ガンマ株	ブラジル（20年11月）	N501Y E484K	1.4〜2.2倍（不明確）	防御効果が弱まる可能性
デルタ株	インド（20年10月）	L452R	2倍以上（アルファ株の約1.5倍）	防御効果が弱まる可能性

WHO、国立感染症研究所などの資料をもとに作成

＊4　例えばコロナウイルスは、インフルエンザとは増殖する仕組みが違うため、インフルエンザの薬であるノイラミニダーゼ（NA）阻害剤は使えない。

で、エンベロープを持たないノロウイルスやロタウイルスに比べて消毒などの対応が容易です。

　消毒用アルコールや界面活性剤（石鹸など）に弱く、手などに付着したウイルスはきちんと石けんで洗い流す、消毒用アルコールを利用する、といった方法で対処できます。

　それでもウイルスが付着した手で目や口、鼻などの粘膜を触ると感染するといわれているので、清潔ではない手で首から上を触らない、という心がけは大切です。

　一方で買ったものの**表面をアルコールで拭くなどの対処は不要**で、人が触る部分の消毒も1日1回で十分だともいわれています。感染拡大期はアルコールなどの資源の節約も大切ですから、不安を解消するためだけの対策は控えたほうがよいでしょう。

　感染対策の中心は**飛沫の拡散を防ぐこと**です。マスクの利用や社会的距離の確保と換気が有効だといわれています＊5。

　また、自分が症状のない感染者（無症状感染者）になっている可能性を常に考え、飛沫が飛び散るような大声を出したり、飛沫が拡散しやすいウレタンマスクやマウスガードではなく、不織布のサージカルマスクを使用するなどの対応をおこないたいものです。

■検査

　新型コロナウイルス感染症はSARSと異なって潜伏期間が長く、無症状感染者も相当数いることから、コントロールが難しい

＊5　マスクの着用のしかたが間違っていると無意味になってしまう。鼻が出てしまって「鼻マスク」になっていないか、使用済みのマスクを放置したりいじったりしていないかなど、基本に立ち返って注意したい。

	PCR検査	抗原検査	抗体検査
調べること	現在感染しているか		過去に感染したことがあるか
検体	鼻の奥の粘膜など		血液
判定時間	数時間	15〜30分	多くは十数分
精度	高い	PCRより劣る	キットごとに差があり

PCR検査、抗原検査、抗体検査の違い

病気だといわれています。

　公的な**PCR検査**がなかなか受けられなかったことから、ドラッグストアでも検体をセンターに送って調べるPCR検査や唾液や口腔ぬぐい液を利用して自分で調べる**抗原検査**のキットを取り扱い、都市部では私的な検査をおこなう機関も出てきました。

　こうしたキットの中には正確性が担保されていないものもありますが、表示だけで信頼のおけるものを選択するのはなかなか困難です[*6]。変異株によっては、あらわれる症状やその頻度が変わるとされ、デルタ株ではくしゃみや鼻水といった症状が増加していること、体内のウイルス量がアルファ株の100倍以上である可能性があることなどが指摘されています。

■ mRNAワクチン

　新型コロナウイルス感染症のために開発されたmRNAワクチン[*7]は、重症化の抑止だけでなく感染そのものを抑止する効果

[*6]　安易にこうしたキットに頼らない（特に、感染しやすい行動の正当化のために利用しない）こと。また発熱などがある場合は、医療機関の発熱外来やかかりつけ医に相談するなどの正規の対応をおこなうこと。

も高いことがわかっていて、6〜9割の人の接種が進めば感染を抑止できる可能性が高いことがわかりつつあります。副反応も短期間の痛みや発熱程度で、当初危惧されていたアナフィラキシーショックや血栓などの重大な副反応は少ないようです。

　病気などの理由で接種を受けられない人を社会的に守るためにも、なるべく早く接種を受けたいものです。

副反応とアナフィラキシー

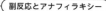
副反応

一番多い　接種部位の痛み

だるさ

頭痛

筋肉痛

※ほとんどが3日以内に回復

こんなときには医療機関に相談を

・接種後2日以上経っても熱が下がらない
・症状が重い

アナフィラキシー（重いアレルギー反応）

皮膚症状
じんましんなど

呼吸器症状
呼吸困難など

循環器症状
血圧低下など

消化器症状
腹痛・嘔吐など

2つ以上の症状で診断

※発症はごく少数。9割は接種後30分以内に起こるとされる

アナフィラキシーは治療できる

・アドレナリンの筋肉注射
・酸素投与
・安静にする

→治療で回復し後遺症は残らない

第 **7** 章

世界を脅かしてきた
細菌・原虫・その他
の感染症

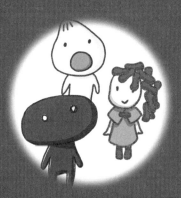

62 ペスト

ペストにかかると皮膚に黒い斑点を生じて死ぬことから、黒死病（Black Death）と呼ばれ恐れられました。3度目のパンデミックが現在進行中です。

■ 皮膚が黒くなる「黒死病」

ペストはネズミのノミから感染することが多く、感染した人は高熱や鼻水など、インフルエンザのような症状が出てリンパ腺が腫れてきます。皮膚のあちらこちらで内出血すると、はじめはバラ色に見え、次第に黒く変色してきます。手足は壊死し、呼吸もままならなくなります。

このように皮膚が黒くなることから黒死病と呼ばれます。何も治療をせずに放置した場合の致死率は 60〜90％と致死率が非常に高いのが特徴です。

ペストの病型は3種類あります。ノミに噛まれてペスト菌が体内に入る「腺ペスト」、ペスト菌が肺に感染したり、腺ペストが肺に移行したりして起こる「肺ペスト」、ペスト菌が血液中に回って全身に伝わる「敗血症ペスト」です。

■ 違いと特徴

腺ペストの症状は、1〜7日の潜伏期間の後に突然の高熱・悪寒・頭痛・痛みなどを伴うリンパ節の腫れがあらわれます。腫れは有

病 原 体	**ペスト菌**
感 染 経 路	ネズミなどげっ歯類を宿主としてノミによって伝播。人から人への飛沫感染。まれに感染者や動物の死骸や感染組織への接触感染。
潜 伏 期 間	3〜7日
主な発生地	アジア、アフリカ、アメリカ
症 状	腺ペストではリンパ節の腫れ・意識混濁・心臓の腫れ、肺ペストでは発熱・下痢・肺炎、敗血症ペストでは敗血症・昏睡・壊死

痛性横痃といい、主に太ももの付け根である鼠径部にみられます。ペスト患者のほとんどに腺ペストの症状があらわれます。体内に入り込んだペスト菌はリンパ節内で増殖し、移行の可能性があります。

　最も危険なタイプが肺ペストです。肺に菌が入り込み肺炎を起こします。肺胞が壊れるとペスト菌を含んだ気道分泌液(血痰など)を排出するようになり、周辺の人に感染させます。もし肺ペストになってしまったら、できるだけ早く抗生物質を打たなければ手遅れになり、最短半日で亡くなります。

　敗血症ペストは全身性のため、発症すると発熱、悪寒、腹痛、出血傾向があり、足先や指先、鼻などの皮膚に出血斑がみられます。敗血症まで症状が進むと、無治療の場合、致死率がほぼ100％と高いです。

　ただし、今では治療方法が確立し、死亡率は8.2％と低くなっ

ています。治療には、ストレプトマイシン、ドキシサイクリン、レボフロキサシンといった抗生物質が用いられます。ペニシリンは効果がありません。

■第1回パンデミック（541～750年）

ペストはこれまで3回の世界的大流行（パンデミック）を起こしました。

6世紀に東ローマ帝国を中心に起こった第1回のパンデミックは、エジプト北東部ポートサイドに近いペルシウムから地中海にかけて約200年続き、ヨーロッパ北西部まで広がりました。

プロコピウス[1]の観察記録によれば、脚の付け根と脇の下、つまりリンパ腺の腫れが起こる腺ペストだったようです。542年には東ローマ帝国の首都コンスタンチノープルに感染地域が達しました。「ローマ法大全」で有名なユスティニアヌス1世の領土拡大とともにペストが広がり、ローマ帝国の衰退にもつながりました[2]。

■第2回パンデミック（1331～1855年）

1331年に中国河北省で始まった流行は、商業ルートにのって中央アジアから地中海、ヨーロッパにペストは拡大しました。アジアとヨーロッパを結ぶシルクロードはトルコ人が活躍していたため、トルコ人の別称のタタール人から「タタール・ペスト」と呼ばれました。ペストはネズミ、ノミ、人が伝播するものですか

---

[1]　6世紀の東ローマ帝国の歴史家・政治家。
[2]　そのため「ユスティニアヌスのペスト」と呼ばれる。

ら、全長７千キロも途切れなかったことに驚かされます。

　中世は宗教上の異端審問に加えて、ペストで多くの死者を出したため**暗黒時代**と呼ばれています。

　この間、ペストはヨーロッパの人口の３分の１にあたる 2500 万人の命を奪ったという試算があります[*3]。特に英国では、1348 年からの３年間で国民のほぼ半分が死亡し、人口減少は 100 年近く続いたそうです。また、当時の世界人口約４億５千万人のうち約１億人が死亡したともいわれています。

■第３回パンデミック（1894年〜現在）

　３回目のペスト大流行は 1894 年にイギリス統治下の香港で発生しました。香港は貿易港のため、船にまぎれ込んだネズミによりペストがまたたく間に世界へ広がりました。

　日本政府はすぐに香港に北里柴三郎や青山胤通（たねみち）ら６人のペスト調査団を派遣しました（うち２人が感染）。彼らはネディタウン・ホスピタルという伝染病専門病院の片隅で、青山がペストで死んだ患者を解剖し、病理標本を北里が観察しました。北里は症状が炭疽病と似ていることから、血液中に病原菌があると推理しました。そして、彼は到着わずか２日後の 1894 年６月 14 日に腺ペストの原因菌を発見したのです[*4]。

　ペストは今でも終息していません。毎年世界で２千人程度の感染が確認されています。

---

*3　米国のCDC（疾病予防対策局）は、５千万人の説を採用している。
*4　同時期にフランス政府が香港に派遣したパスツール研究所の細菌学者アレクサンドル・イェルサンも６月 20 日に発見した。ペスト菌の学名「イェルシニア・ペスティス」にはイェサルの名前が与えられた。

> 世界で HIV に次ぐ死者が多い感染症です。2017 年に 1000 万人が結核と診断され、160 万人が死亡しました。180 カ国以上で患者が今なお発生しています。

■ 忍び寄る結核

　結核菌が肺に入り増殖すると軽い肺炎になりますが、軽い風邪にしか思わないうちに症状は治まります。ほとんどの人は結核に感染しても必ず発病するわけではありません。健康であれば、菌を吸い込んだ後、免疫によって結核菌を抑え込んでしまいます。

　ところが結核菌が消え去ったのではありません。結核菌はそれから**数カ月から数年間潜んで、体力が落ちたときに「冬眠」から覚め、一気に襲いかかる**のです。肺の壊死が進むほか、骨、関節、脳などのさまざまな臓器を破壊します。進行は緩やかですが、怖い病気です。

　感染には気づきにくいのが特徴ですが、2 週間以上風邪の症状が継続したり、風邪症状がよくなったり悪くなったりをくり返したり、咳が 1 週間以上長引くようなら感染を疑います。特に痰に血が混じるようなら医療機関で受診し、レントゲン検査を受けるようにしましょう。発見が遅れると周辺の人に感染を広げる可能性が高くなります。

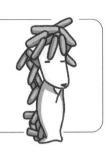

病　原　体	結核菌（けっかくきん）
感 染 経 路	空気感染、飛沫核感染
潜 伏 期 間	数カ月〜2年
主な生息場所	人や動物（ウシなどの家畜）
症　　　状	長く続く咳や風邪症状

■ 古くて新しい結核

　結核は感染症法の第二類感染症に指定されているため、医師が結核患者であると診断した場合はただちに保健所に届け出ます。

　2019年都道府県別の登録結核患者数が最も多いのは、東京都の1810人で、次いで大阪府の1619人です。ところが、多くの市民は風邪症状があっても結核を疑うことがないため、約4割の患者で診断の遅れがあるそうです。残念なことに現在でも治療成功率は65％しかなく、死亡率が22％もあります。

　治療には、リファンピシン、イソニアジドなどの抗菌剤を半年以上服用します。ところが、服用を怠ると多剤耐性菌があらわれ、治療が事実上不可能になります。

　日本の結核発症率はアメリカの4倍程度もあるため、厚生労働省は「結核は過去の病気ではない」というスローガンを掲げ、注意を呼びかけています。長引く咳を単なる風邪と思ったことで発見が遅れ、集団感染を引き起こす例が若い人々のあいだで増えています[1]。

---

　[1]　神戸大学、大阪市立大学、慶応大学など大学キャンパス内で結核が瞬く間に広がって集団感染した例がある。

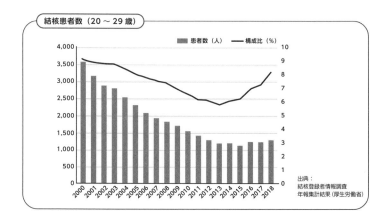

出典：
結核登録者情報調査
年報集計結果（厚生労働省）

　最近は結核と HIV の二重感染や、新型コロナウイルス感染症との三重感染が危惧されています。

■ BCG とツベルクリン

　日本では、結核の予防のために生後１歳までに BCG ワクチンを接種することになっています。BCG とは、ワクチンを開発したパスツール研究所の研究者（カルメットとゲラン）の名前の頭文字をとった菌（*Bacilli Calmette-Guerin*）のことです。この菌は、ウシ型結核菌を弱毒化した生ワクチンで、効果は 10 ～ 15 年続きます。以前は体内に結核に対する抗体を持っていることを調べるツベルクリン反応検査をしてから BCG を打っていましたが、今は事前検査をしなくなりました。接種した人の上腕外側に９つの点のサイコロの目のような接種跡がみられます。

64 マラリア

> マラリアは、ハマダラカの雌によって媒介され、アフリカを中心に多数の感染者・死者を出しているので、蚊は「最も多くの人を殺す生物」「最も恐ろしい生物」とされています。

■ 蚊を媒介にする感染症で最多の死亡者

マラリアは病原体である**マラリア原虫**がハマダラカを媒介として体内に侵入することによって感染します*1。

WHO（世界保健機関）によると、2018 年の世界のマラリア患者数は約 2 億 2800 万人という膨大なもので、推計では 40 万 5000 人が死亡しています。そのほとんどが 5 歳未満の子どもです。アフリカ大陸を中心に、南米やアジアの熱帯地域で広く流行しており、日本では、輸入感染症として、海外での感染者が年間 100 人ほど報告されています。

■ 最も怖いのは熱帯熱マラリア

人に感染するマラリア原虫には、熱帯熱マラリア・三日熱マラリア・四日熱マラリア・卵形マラリアの 4 種類があります。いずれの場合も典型的な症状は平均 10 〜 15 日の潜伏期間の後、悪寒や震えを伴った高熱・頭痛・下痢や腹痛・呼吸器障害が生じます。

熱帯熱マラリアは 1 〜 3 週間の潜伏期の後、1 日 2 〜 3 回の不規則な発熱を発症します。他の 3 種類は潜伏期は 10 日〜 4 週間

---

*1 マラリア原虫が体内に侵入すると、肝臓に移行し、肝細胞内で増殖し肝細胞を破壊し、さらに赤血球に寄生し多数分裂をくり返し、次々と赤血球を破壊していく。

病 原 体	**マラリア原虫**
感 染 経 路	ハマダラカの媒介
潜 伏 期 間	熱帯熱マラリアは7～21日、
	その他は2週間～数カ月
主な発生地	世界中の熱帯・亜熱帯地域
症 状	震え、悪寒、高熱を反復する

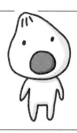

と幅広く、数カ月から1年以上の場合もあります。発熱のパターンが異なり、三日熱マラリアと卵形マラリアは1日おき、四日熱マラリアは2日おきに発熱します*2。

　重症化すると急性腎不全・肝障害・昏睡などが起き、死に至ることも少なくありません。

　最も危険なのは熱帯熱マラリアで、マラリアで死亡する人の95％は熱帯熱マラリアによって占められています。進行がきわめて速く、5日以内に適切な治療をおこなわないと重症化し、重篤な合併症（脳性マラリアなど）を伴って1～2週間で半数以上が死亡するとされています。

　特に妊産婦・HIV感染者・5歳未満児は免疫機能が低いので、マラリアにかかると重症化しやすいといわれています。

　予防は蚊に刺されることを防ぐこと*3、 抗マラリア薬の予防内服です。

＊2　発熱初日を第1病日と数えるため、病名と発熱周期のあいだに1日のずれがある。
＊3　蚊が活動する日没後の外出を避けたり、蚊取り線香・蚊取り器、殺虫剤の使用や就寝時には忌避剤を染み込ませた蚊帳を使用したりする。

■かつては日本もマラリアの流行地だった

　日本でも明治から昭和初期にかけて、日本全国でマラリアが流行しました。明治期の北海道開拓のときに多くの人の命を奪いました。

　第二次世界大戦中、日本軍はほとんどマラリア対策を講じていませんでした。そのため、ガダルカナルでは1万5千人、インパール作戦では4万人、沖縄戦では石垣島の住民ほぼ全員が感染して3600人、ルソン島では5万人以上がマラリアによって亡くなりました。補給軽視により栄養失調状態になりながらマラリアにかかる兵士が多かったため、一度かかるとほとんど助かる見込みはなかったといわれています。日本軍の死亡原因の1位は戦闘によるものではなく、マラリアであったとさえいわれています。

　さらに第二次世界大戦時には当時マラリア発生地域の西表島や石垣島の山間部への強制疎開によって、多くの住民がマラリアで命を落としました*4。

　戦後、マラリアは全国で流行しましたが、徹底した予防対策をとることで死者数が激減したため、1950年代にマラリアの流行は終息し、63年石垣島のマラリア終焉記念大会で日本国内でのマラリア制圧が宣言されることになります。

　現在は国内での感染による発生はありません。ただし、地球温暖化の進行により、ハマダラカの生息域拡大や降雨量増加で幼虫がすむ湿地帯の広がりが心配されています。

---

*4　八重山諸島の人口の半分にあたる1万7千人弱が感染し、そのうち2割の3647人が死亡した。

傷口などから入り込む破傷風菌は、世界中の土壌に広く分布します。破傷風菌が産出する神経毒素がとても強力で、今でも死亡率が高い感染症です。

■ 世界中の土壌に潜んでいるかなり恐ろしい破傷風菌

破傷風の「風」は、しびれや麻痺を意味します。「傷を破ってしびれや麻痺を起こす」ことを意味します。

破傷風はとても身近な感染症のひとつです。というのは、その原因菌である**破傷風菌**は、日本やヨーロッパなどの先進国を含む世界中の土壌で見いだされるためです。転んだり、地上に放置された釘やガラスの破片などで怪我したり、土壌に触れた手で小さな傷口を触っても、破傷風菌が付着する可能性があります。

先進国ではワクチン接種が進んできたこともあり感染者は減ってきましたが、現在でも日本では年間 30 ～ 50 名程度がかかっており、死亡率も 20％以上と高く、大いに注意を要する感染症です[*1]。

■ 破傷風はどういう感染症か

破傷風菌は酸素が存在すると生育できない細菌（嫌気性細菌）で、土壌では芽胞という耐久性の高い頑丈な殻で覆われたような状態で存在しています。ですから、傷口に付着してもすぐに洗浄すれ

[*1] 世界では発展途上国を中心に年間 100 万～ 200 万人の患者がいると考えられている。

病　原　体	破傷風菌（はしょうふうきん）
感染経路	傷口から芽胞の形で体内に侵入
潜伏期間	3日〜3週間（平均10日程度）
主な生息場所	世界各地の土壌や動物の腸内や糞便中
症　　状	開口障害、全身けいれん、全身の筋肉の硬直

ば、破傷風にはなりません。

　しかし、他の細菌が増殖・化膿して血流が止まると、酸素がなくなり芽胞が発芽して増殖を開始します。増殖するとき、世界最強のタンパク質毒素といわれているテタノスパスミン（破傷風毒素）を産出します。

■症状

　この毒素は、神経細胞の中を移動して脊髄に届き、筋肉の収縮を制御する神経を麻痺させ、筋肉を収縮し続けるようになります（硬直性けいれん）。

　3〜21日の潜伏期間の後、最初に見られる症状は口が開けにくくなることです（開口障害）。やがて、口が開いたままになり、顔面の筋肉もこわばってきます。さらには、全身の筋肉がこわばって（強直性けいれん）、最後には呼吸困難を起こし死に至ることがあります。この時期を乗り越え、毒素の作用が弱まると、症状の改善がみられるようになります。

本人が気づかないような小さな傷であっても傷口がふさがるときに芽胞が体内に入ってしまえば、酸素と接しない嫌気の状態になり、破傷風菌が発芽してしまいます。

　昔は新生児が破傷風にかかることがありました。その原因は、へその緒の部分に破傷風菌が付着してしまうためです。破傷風は人畜共通感染症で、農作業用に家畜を飼育している自宅で出産をおこない、感染することがあったといわれています。

症状と経過	
潜伏期	3～3週間
第1期	開口障害、経口摂取困難、頸部の筋の張り、寝汗
第2期	開口障害の悪化、顔面の緊張、顔面のこわばり
第3期	全身の硬直性けいれん、後弓反張、頻脈、呼吸困難
第4期	症状の改善

■破傷風の予防

　破傷風菌は土壌に広く存在していますから、傷を受ければ容易に感染します。つまり、誰でも感染する可能性があるのです。

　破傷風を予防する最も有効な手段は、ワクチンを接種して人工

的に免疫をつけることです。

日本では、1968年から破傷風に有効なワクチン接種が義務化されており、生後3カ月から13歳までに定期的に接種されます。ワクチンの普及で小児から若年成人での破傷風の報告はほとんどありませんが、ワクチン義務化以前の現在の中高年以上の人の多くは免疫を持っていません。また、ワクチン接種後10年以上経つと（30歳以上）、免疫効果が下がります。

近年、破傷風患者の高齢化が目立っています。

特に、災害発生時や災害ボランティア活動時は傷を受ける危険が伴います。医療を受けるのが困難だったり、傷をきれいに洗うための安全な水も確保できない可能性が高いためです。災害ボランティアに参加する場合はワクチンを接種することが望ましいです。

また、世界中すべての地域での長期滞在時にも必要な予防接種としても、破傷風があげられています。

■ 治療法

治療は、破傷風毒素が組織に結合する前に抗破傷風ヒト免疫グロブリンで毒素を中和することです。毒素が組織に結合してしまうと毒素の中和が難しくなるので、早期の集中治療の開始が必要です。

なお一度かかって治っても十分な免疫はできません。何度も破傷風にかかる可能性があります。

66 細菌性赤痢

赤痢という病名は、血液が混じった赤い下痢を起こす病気ということからつけられました。細菌性赤痢を起こす赤痢菌は、日本人医師の志賀潔が発見したことから志賀菌とも呼ばれました。

■口から入って、小腸で増えて、大腸から侵入

　細菌性赤痢は、赤痢菌によって汚染された水や食べ物を口から摂取することで感染します。また、患者や細菌を持っている人からの接触感染で手指を介して菌が口に入り感染することもあります。

　口から入ってきた赤痢菌は、小腸で増殖し、大腸において大腸の壁の細胞に侵入します。この大腸の細胞が破壊された結果、細胞の壊死や脱落が起こることで、腹痛や粘液性の下痢などの症状がみられます。

■多くの場合は自然に治る？

　発熱、全身のだるさ、腹痛、血液の混ざった粘液のような下痢が細菌性赤痢の主な特徴です。熱はそれほど高くならないことが多いものの寒気を伴います。また、感染してから2日程度で発病します。

　戦後すぐには、年間に10万人ほどが罹患し死亡者も多かったのですが、今では死亡者はほとんどみられなくなりました。

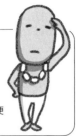

病 原 体	赤痢菌（せきりきん）
感染経路	赤痢菌に汚染された食品や水からの経口感染
潜伏期間	1〜5日
主な発生地	世界各地（特にアジア地域）
症 状	だるさ、悪寒、発熱、腹痛、下痢、渋り腹、粘血便

　志賀赤痢菌以外では、血便はほとんどみられず、軽度の発熱と軽症の下痢で済みます。また、感染力が強いことも赤痢菌の特徴です。このように、軽い発熱と数回の下痢で回復してしまうことが多いため、細菌性赤痢と気づかずに感染を広めてしまう可能性があります。

■ 赤痢菌は
　細菌性赤痢は赤痢菌の感染に起因する疾患です[1]。
　赤痢菌は腸内細菌科に属する細菌で、自然界では人とサルを宿主としています。学問的には大腸菌と同種と考えられますが、医学上は細菌性赤痢を別種として扱っています。
　乾燥に弱く、水分を多く含む食品中では比較的長期間生存することができます。
　予防のためには、きれいな水を使うこと、食品や食器をきれいな水で充分洗うこと、そして手洗いが有効です。
　なお似た名前に「アメーバ赤痢」がありますが、これは原虫の赤痢アメーバが寄生する感染症で別のものです[2]。

---

[1]　原因となる赤痢菌には、志賀赤痢菌、フレキシネル菌、ボイド菌、ソネイ菌の4種類があり、日本でみられる細菌性赤痢の7〜8割はソネイ菌で占められる。
[2]　『15・アメーバ赤痢（赤痢アメーバ症）』（076ページ）参照。

67 腸チフス

今世紀に入り、国内発症数は年2桁を数えています。その多く
は輸入感染症（海外渡航者由来のもの）ですが、感染経路不明
の国内感染例もみられるので、注意が必要です。

■ 人にしか感染しない

チフス菌が口から体内に入ると、1～3週間の潜伏期間の後、
頭痛・関節痛・下痢・腹痛などの症状が出ます。また、38～40
度の高熱が出て2週間ほど続きます。長期にわたる発熱によっ
て、からだが衰弱し、麻痺や昏睡状態になることもあります。一
部の患者は、背中や胸や腹にピンク色の発疹（バラ疹）があらわれ、
肝臓や脾臓の腫れがみられます。熱が下がった頃には血液を含ん
だ下痢（消化管出血）が起こります。

腸チフスは、チフス菌に感染して生じる全身性の発熱性疾患で
す。チフス菌はサルモネラ菌の仲間で、人にしか感染しません。
細胞内でも増殖可能な細胞内寄生菌です。

■ 予防と予後の経過

海外流行地では、水や氷、生野菜などの非加熱生鮮食品の摂取
をしないようにしましょう。海外産ワクチンもありますが、100
％の予防効果は認められておらず注意が必要です。

適切な治療をおこなったとしても、治療終了2～3週間後に1

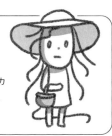

病 原 体	チフス菌
感 染 経 路	経口感染（汚染水、汚染食品）
潜 伏 期 間	1〜3週間
主な発生地	南アジア、東南アジア、中南米、アフリカ
症 状	高熱、頭痛、関節痛、咳嗽、下痢、便秘、腹痛、皮疹

割弱が再発症します。さらに感染者の数％が慢性保菌者*1 となり、集団発生の原因となる可能性があります。また患者の中には胆のうに菌が残り、無症状病原体保有者（菌を持っているが無症状）になることもあります。

■昭和前期までは日本でも

腸チフスは、日本でも昭和20年代までよくみられた感染症ですが、現在は衛生環境が改善された国々では散発的にみられるだけです。しかし世界的では年間1千万以上の人が罹患し、20万人以上が死亡しています。その9割以上が南アジア東南アジアを中心としたアジア地域です。

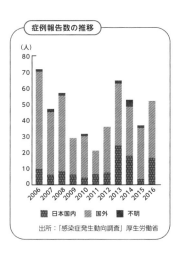

症例報告数の推移

（人）

出所：「感染症発生動向調査」厚生労働省

---

*1 発症後12カ月間以上尿や便に菌を排出する状態。

68 パラチフス

戦後は日本でも多数の感染者が報告されていました。衛生環境の向上から日本国内ではまれになってきています。ほとんどが発症前に海外渡航歴のある国外感染です。

■ 症状は

パラチフスの潜伏期間は通常約1～3週間ですが、もっと長いケースもみられます。

徐脈（高熱に対してそれほど脈拍が増加しない）、バラ疹（一過性のバラ色斑状の皮膚にあらわれる発疹）、脾腫が、腸チフス・パラチフスの3つの特徴といわれていますが、必ずしもそのすべてがみられるとは限らず、またマラリアなどでも似た症状があらわれることがあります。

発症後、はじめは疲労感や発熱があらわれます。発熱は38～40度程度まで上昇します。さらに、腹痛、下痢、便秘などがみられることもあります。その後から消化管出血、敗血症などの重篤な症状となることがあります。

■ 日本のパラチフス

パラチフスの原因菌は、**パラチフス菌**（A、B、C）です。

パラチフスの症状は、腸チフスととても似ています。感染者や保菌者の排せつ物などに汚染された水や食品を摂取することで感

病　原　体	パラチフス菌
感染経路	経口感染（汚染水、汚染食品）
潜伏期間	1～3週間
主な発生地	南アジア、東南アジア、中南米、アフリカ
症　　状	高熱、頭痛、全身倦怠感、腹痛、便通異常、皮疹

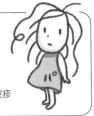

染します。

　パラチフスB菌およびパラチフスC菌による感染症は、パラチフスA菌と同様に人にチフス様症状を引き起こし、世界的にはパラチフスに含まれていますが、日本ではパラチフスから除外され、一般のサルモネラ症として扱われ、**パラチフスA菌による感染症のみをパラチフスと呼んでいます。**

■ **人に特異性**

　パラチフスA菌は、チフス菌同様、人にのみ感染する病原体です。また、細胞内でも増殖できる細胞内寄生菌ということでも同じです。

　パラチフスA菌は汚染された水や食品を介して経口感染するので、衛生環境の整備が未発達であるほど感染が拡大しやすいものです。

　パラチフスの予防は、一般的な感染症予防をおこなうことが基本です。

69 クリプトスポリジウム症

クリプトスポリジウム症の原因となるクリプトスポリジウムは、水道水に用いられている塩素に対して耐性があるので、最近までは先進国でも集団発生していました。

■感染経路は、経口あるいは動物

クリプトスポリジウム症とは、**クリプトスポリジウム**（胞子虫類の仲間で、動物の腸管などに寄生する原虫）に感染することで発症する感染症です。

クリプトスポリジウムは、感染している人間や若い動物の大便の中にいます。クリプトスポリジウムの嚢子（シスト）が存在している水や食物を摂取したり、物を触れた手などを介したりすることで感染します。

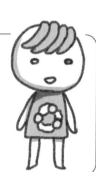

病 原 体	クリプトスポリジウム（原虫）
感 染 経 路	感染動物との接触、経口（汚染水、汚染食品）、性的接触など
潜 伏 期 間	1〜10日（主に4〜8日）
主な生息地	世界各地
症 状	水様性下痢、腹痛、倦怠感、食欲低下、嘔吐、発熱

■人から人へ

　1976 年にはじめて人から人への感染が報告されました。エイズ患者、がん患者および臓器移植や骨髄移植を受け免疫機能を抑える投薬がおこなわれている人や、生まれつき免疫機能が弱い人など免疫機能が極度に弱っている人の場合には、慢性的になり、また、重症になることがあります。

　水様性下痢の状態が長く続き、衰弱を伴い、ときには致命的になります。

■集団感染と対応の進んだ水道

　感染すると、腹痛を伴う水様性下痢が 3 日〜 1 週間続きますが、健康な人の場合には免疫ができて自然に治ります。

　1990 年代以降、クリプトスポリジウムによる大規模な集団下痢が起こっています。その最大の事故は、1993 年 1 月から 4 月にかけての米国ミルウォーキーでの 40 万人以上の集団下痢の発生です。1 つの浄水場がクリプトスポリジウムに汚染されたのです。わが国でも、1996 年 6 月に埼玉県入間郡越生町で水道水を介して住民の 7 割以上が集団下痢を起こしました。クリプトスポリジウムのシストは塩素消毒によっても死滅しません。そこで、越生町では、マイクロフィルターでさえぎる膜処理施設を導入することで、クリプトスポリジウムを除去することに成功しました。

　なお、クリプトスポリジウムは水を煮沸すれば殺すことができます。

70 レジオネラ症

> レジオネラ症の増加の背景には循環式の24時間風呂の普及があります。24時間風呂の中に侵入し大量に増殖した菌による感染で発症します。温泉や入浴施設などで集団感染が起こっています。

■ 人工的な水循環設備で菌が大量増殖

病原体の**レジオネラ属菌**[*1]は酸や熱に強く、50℃のお湯の中でも死滅しません。

この菌が自然界から循環式24時間風呂、温泉、循環式風呂、公衆浴場、サウナ、プール、空調設備（エアコン）の水冷冷却塔、加湿器、給湯設備、人工の滝、噴水などに侵入して、衛生管理が不十分だと大量に増殖します[*2]。

換気設備や入浴設備から吸入して、重症の肺炎を引き起こします。

■ 怖いのはレジオネラ肺炎とそれが原因の劇症肝炎

この菌が混入したエアロゾル（1〜5マイクロメートルの微少水滴）を肺の中に吸引すると、レジオネラ症に感染する場合があります。

重症の肺炎を引き起こす「レジオネラ肺炎」と、一過性で自然に改善する「ポンティアック熱」が知られていて、メディア等を通じてよく耳にする集団感染事例は前者のレジオネラ肺炎のことを指す場合が多いです。

[*1] 2〜5マイクロメートルの鞭毛を持つ細長い棒状または円筒状の細菌（桿菌）。自然界ではアメーバに寄生し、土中、池、河川、湖沼などに存在する。

[*2] 温泉で塩素殺菌しているのはレジオネラ症対策のため。

病 原 体	レジオネラ属菌
感染経路	菌を含むエアロゾルやほこりの吸入
潜伏期間	2～10日
主な生息場所	土中、池、河川、湖沼、循環式
	24時間風呂・温泉など人工的な水環境設備
症　　状	特にレジオネラ肺炎は重症の肺炎を起こす。
	発熱、筋肉痛、咳、胸痛、呼吸困難、下痢など

　レジオネラ肺炎は、健康な人では発病しませんが、病人、老人、小児、基礎疾患を有する者など抵抗力の弱い人が発病しやすく、重症になると死亡することもあります。劇症型では、1週間以内に死亡するケースもあります。

　ポンティアック熱の症状は、風邪の症状と非常によく似ていて、症状からレジオネラ症を疑うことは難しいといわれています。ただ自然に治癒することが多く、予後はよいとされています。なお、レジオネラ症は人から人へは感染しません。

■ レジオネラ症は別名在郷軍人病

　レジオネラ症の「レジオネラ」とは、在郷軍人（一般社会で生活している軍隊在籍者）のことです。1976年に米国フィラデルフィアで開かれた在郷軍人（レジオネラ）集会で集団肺炎として発見されたことから名づけられました*3。

＊3　参加者、ホテル従業員、周辺の通行人100人近くが肺炎を発症。29人が死亡。

71 ジフテリア

発症すると呼吸困難や心筋炎などの合併症で死亡する可能性も
ある感染症です。ワクチン接種がしっかりおこなわれていない
地域では感染が続いていて注意が必要です。

■ ワクチンの接種で封じ込めができる感染症

一時は小児感染症の死亡原因の1位を占め、1945年には年間8
万人の届け出があったジフテリア（致死率10%程度）は、ワクチン
接種が義務化されてから感染者が減少し、1999年以降日本では
感染報告がありません。

先進国などワクチン接種率が高い国では珍しい感染症になりま
したが、アフリカ、南米、アジアの発展途上国などではいまだに
感染が広がっています。病原体が飛沫感染を起こすなど感染力が
高いのも、感染拡大の要因のひとつです。

■ 呼吸器を冒すジフテリア

飛沫感染や濃厚接触で人から人へ感染するジフテリアは、**ジフ
テリア菌**が放出するジフテリア毒素により発症します。

潜伏期間は通常2〜5日で、最初は発熱や鼻、のどの痛みなど
の症状があらわれ、やがてのどに灰白色の偽膜が形成されます。
偽膜の中で菌が増殖しながら広がり、気道をふさぐと呼吸困難を
起こします。

病 原 体	ジフテリア菌
感染経路	人から人の飛沫感染
潜伏期間	2〜5日
主な発生地	発展途上国などのアジア、東南アジア、中南米、アフリカ
症 状	高熱、頭痛、全身倦怠感、腹痛、便通異常、皮疹

頸部のリンパ節が大きく腫れて窒息死することや、重症化すると毒素が心臓に達し、心筋炎による不整脈や心不全などで死亡することもあります[1]。

予防法としてはワクチンの接種が有効で、乳児期にジフテリアワクチンを含む**4種混合ワクチン**を接種します。しかし、このワクチンは約10年で効果が落ちます。そのためジフテリアの流行地域に滞在する場合は、10年ごとの予防接種を推奨されています。万一発症した場合は、抗菌薬の投与をおこないますが、偽膜が形成されている場合は、ジフテリア抗毒素を投与します。

■ ジフテリアとよく似た感染症

1999年以降もジフテリアによく似た症例が報告されています。これはウルセランス菌の感染によるもので、死亡例もあります。この菌は犬や猫などの動物にも感染し、日本での発症者のほとんどが犬や猫を飼育していました。ペットが感染すると風邪症状や皮膚炎があらわれます[2]。

---

[1] 四肢の皮膚が鱗状に発疹するなどの慢性皮膚疾患があらわれることもあります。
[2] ペットのくしゃみや鼻水、眼脂などの風邪症状が治りにくい場合は、獣医師に相談すること。

コレラ

> コレラはインドとバングラデシュを中心とする南西アジアや東南アジア、アフリカ、中南米で流行しています。19世紀に入って計6回の世界的な大流行（パンデミック）を起こしました。

■ 激しい白い下痢を起こし、数時間で死に至ることも

コレラは、感染者の便で汚染されて**コレラ菌***1 を含んだ水や食べ物を口から摂ることで感染します。口から入ったコレラ菌は、少量なら胃液の酸で殺されますが、これを逃れたコレラ菌は小腸に達すると天文学的な数にまで増殖し、コレラ毒素をつくり出し、すさまじい下痢、嘔吐、発熱の症状を起こします。

発症した人の8割は軽症から中等症程度で済みますが、2割は重症の下痢症になります*2。

コレラにかかるのは5歳以下の子どもが多いです。

コレラの特徴的な下痢便は、米のとぎ汁（牛乳）のような白い液体状です。本来、胆汁（たんじゅう）の色で便が黄色くなるのですが、胆汁の分泌が間に合いません。短時間に大量の下痢便が出るので、治療しなければ症状があらわれてから急性の脱水症状で何時間もたたないうちに死に至ります。

流行地では生水（水道水を含む）、生食品を口に入れないなど細心の注意が必要です。

コレラにかかったときは、大量に失われた水分と電解質*3 の

---

*1　コレラ菌には多数の血清型があり、コレラの原因になるのは O1 型と O139 型のみ。O139 型は 1992 年にバングラデシュで発生した新しいタイプで、集団発生を引き起こす代表格は O1 型。

*2　致死率は 2.4 ～ 3.3％だが、重症では 50％にもなる。

病 原 体	コレラ菌
感染経路	感染者の便で汚染された水や食品を摂取することで感染
潜伏期間	1〜3日
主な発生地	アジア、中近東、中南米
症　　状	突然の激しい下痢と嘔吐に襲われる。重症の場合、「米のとぎ汁様」と呼ばれる白色の水のような下痢を大量に排せつ。嘔吐、発熱、腹痛がみられることもある。大量の下痢による脱水症状で、頻脈、血圧低下、チアノーゼ、体重減少、無尿などがみられる

補給をします。水に電解質と糖分が適切に配合された経口補水液の摂取が効果的です。抗菌薬の投与もおこなわれます。

■ コレラの流行は衛生環境の改善を促した

　コレラの流行は、ヨーロッパに上下水道の普及をもたらしました。

　日本で近代水道が始まったのは1887年で、その年の10月17日に横浜で上水道が給水を開始しました。その後、函館、長崎、大阪、東京、神戸と次々に給水が開始されました。

　このように急速に水道が敷かれていった背景には、水系伝染病であるコレラの大流行があったからです。**コレラは衛生環境の改善された近代都市の生みの親**ともいえましょう。

＊3　電解質とは水に溶かしたときに陽イオンと陰イオンにばらばらになって水中に存在する物質。ミネラル。代表例は塩化ナトリウム。

■ 何度も世界的な大流行をくり返した

コレラは世界的規模で流行する伝染病です。

記録に残っているものでは、風土病として長い間知られていたこの病気がインドのベンガル地方から始まり、他のアジア諸国に進出したときが第一次の世界的流行（1817 ～ 1823）です。鎖国中の日本にもおよび、死者は約 10 万人でした（文政コレラ）。

そのたった 3 年後には、またインドから始まり、ずっと大きく広がった第二次の流行（1826 ～ 1837）が起こりました。

第三次の流行（1840 ～ 1860）では、イタリアで 14 万人、フランスで 2 万 4000 人、イギリスで 2 万人が死に至りました。1858 年には日本で安政コレラの大流行が起きました。

さらに、第四次の流行（1863 ～ 1879）、第五次の流行（1881 ～ 1896）、第六次の流行（1899 ～ 1923）と続きました。日本では 1879（明治 12）年に 16 万人の患者が発生し、うち 10 万人が死亡したという記録が残っています。

現在は 1961 年に始まった第七次の流行中です。

世界では、毎年、130 ～ 400 万人のコレラ患者が発生し、2 万1000 ～ 14 万 3000 人が死亡していると推定されています。安全な水が確保できない地域、衛生環境が悪い地域で患者が発生しています。

現在、日本では年間 10 人程度の発症が報告されていますが、すべて海外旅行の帰国者です。

第 **8** 章

今も世界を変える
感染症と市民生活

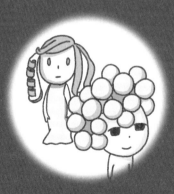

73 「パンデミック」はなぜくり返されるの？

> 古代から人類は、さまざまなウイルスや細菌の感染症と戦って
> きました。大規模な流行もたびたび起こり、人類を苦しめまし
> たが、そのたびにたくましく乗り越えてきた歴史でもあります。

■ 頻発する「パンデミック」

パンデミックは、「すべて（Pan）」の「人々（Demia）」に由来す
る言葉で、ウイルスや細菌などが人に感染し、それが世界的な広
がりをみせることをいいます。

それに対し、**エンデミック**は特定の地域だけで流行することを
指し、ある地域の風土病もこの部類に入ります。

人類にとって脅威となる災害に、地震や津波、火山の噴火等があ
りますが、それらの災害より恐ろしいのが、このパンデミックです。
地震や噴火でも多くの人が亡くなりますが、発生の頻度が 1000 年
に一度とか、300 年に一度など、パンデミックより圧倒的に低いです。
一方、**感染症の流行は十数年に一度は必ず起こっています。**そのた
びに、目に見えない恐怖がじわじわと迫り、いつ終わるかわからな
い緊張感と未知の病原体への対策を強いられます。

■ パンデミックの歴史

パンデミックは、紀元前から記録があり、古いものでは、おそ
らく麻疹か天然痘であったと考えられています。

14世紀のヨーロッパではペストが大流行しました。2500万〜3000万人もの人が亡くなったといわれ、当時のヨーロッパの人口が3分の1ほど減少しました。ペストは、その後、3回パンデミックが起きています。

16世紀には、天然痘が南北アメリカで大流行しました。コロンブスの新大陸発見により、ヨーロッパから南北アメリカへ人と物の流通が始まり、それとともに天然痘が持ち込まれたことで起きました。パンデミックは南北アメリカに住む原住民が天然痘に対する免疫を持たなかったために起きてしまい、中南米に栄えていたアステカ・インカといった文明を滅亡に追いやりました。

19〜20世紀には、コレラやインフルエンザがたびたび猛威を振るっています。また、20〜21世紀では、新型のインフルエンザ、エイズ、新型コロナウイルスと新しいウイルスによるパンデミックが記録されるようになります。このように、およそ数十年から100年間隔でパンデミックは起こっていることがわかります。

過去に起きたパンデミック

発生年	名称	推定死亡者数
1918	スペイン風邪	約5000万人
1957	アジア風邪	約200万人
1968	香港風邪	約100万人
2009	新型インフルエンザ	約1万6000人

■ 100年前のパンデミック

　日本が関係するパンデミックのうち、最近の大きなものはおよそ100年前、大正時代に流行した**スペイン風邪**でしょう。「スペイン風邪」と名づけられていますが、正体は鳥由来と考えられるH1N1型のインフルエンザです。また、スペインが始まりの地ではなく、アメリカで発生したインフルエンザです。1918〜1920年にかけて流行し、世界全体で5千万人以上もの人が亡くなりました。

　ちょうど第一次世界大戦のまっただ中でしたが、戦争で亡くなった人がおよそ1千万人だったのに比べると、はるかに多い人が、インフルエンザのパンデミックで死亡しています。このパンデミックにより、戦争の終結が早まったという説もあるくらいです。

【2つのパンデミックの比較】

	スペイン風邪 （1918年〜1920年）	新型コロナウイルス感染症 （2020年〜）
世界の人口と犠牲者	・18億人 ・死者数4000万人〜1億人	・77億人 ・死者数60.8万人 （2020年7月21日時点）
感染拡大のきっかけ	第一次世界大戦	ツーリズムなど
最初に感染者が急増した国	アメリカ	中国
リスクにさらされやすい人	医療従事者、低所得者、 清掃業者、ケア労働従事者、 元気な若者など	医療従事者、低所得者、 清掃業者、ケア労働従事者、 高齢者など

このときは、日本でも40万人もの人が亡くなっています。当時の新聞記事や啓発ポスターを見ると、外出自粛・休校・マスク着用・患者の隔離・密集を避けるなど、今と変わらない感染防止策がみてとれます。

■ なぜパンデミックが起きるのか

　新しい病原体が、免疫を持たない人々のあいだに入り込むことによって流行が始まり、次第に広がって、ついには感染の爆発が起こります。パンデミックが起こるには、ウイルスの移動が広範囲に起こることが条件になります。**歴史上のパンデミックには、必ず新たな人の流れが伴っています。**

　2020年から始まった新型コロナウイルスのパンデミックでは、交通機関が発達し、人の行き来が世界レベルで活発になったことが背景にあります。活発な人の往来は、多様な文化の交流や大きな経済効果をもたらす反面、未知の病原体を大きく広げてしまうことにもつながってしまいます。パンデミックを未然に防ぐことは、グローバル化が叫ばれる現代の大きな課題であるといえるでしょう。

　日本人が免疫を持っていない恐ろしい感染症が広がってしまうのを防ぐための対策もとられています。エボラ出血熱ウイルスなど6種の病原体[*1]は、厳しく監視され、検疫により、日本に入ることがないようになっています。

＊1　エボラウイルス、クリミア・コンゴ出血熱ウイルス、痘そう（天然痘）ウイルス、南米出血熱ウイルス、マールブルグウイルス、ラッサウイルスの6種。

74 未来を脅かす「多剤耐性菌感染症」

> 多剤耐性菌による院内感染は現在でも大きな課題ですが、放置すると医療の将来、さらには人類の未来を脅かす可能性すらあるといわれています。この来歴を探ってみましょう。

■ 抗菌剤

メチシリンは 1960 年頃から利用されるようになった強力な**抗菌剤**（抗生物質）です。MRSA はメチシリン耐性黄色ブドウ球菌の略称[1] ですが、黄色ブドウ球菌は私たちの皮膚や鼻の中、胃腸などにすんでいる常在菌です。通常は私たちの抵抗力や他の細菌とバランスをとっていて無害ですが、傷口などで増えてしまうことがあります。増えた細菌と白血球が戦ってできた分泌物が膿です。

傷口に膿が生じる化膿をはじめとした皮膚の感染症や、体内で細菌が増えることで生じる炎症（肺炎、腹膜炎など）そして細菌が血液中にまで広がる敗血症など、さまざまな重い感染症の原因にまでなってしまいます。

こうした感染症を防ぐために役立ってきたのが抗菌剤です。

第二次世界大戦時には、ドイツが開発した合成抗菌剤のサルファ薬が活躍しました。これと並んで多くの人々の命を救ったのが**ペニシリン**（薬剤名はペニシリンG）です。

---

[1]　MRSA は、methicillin-resistant Staphylococcus aureus の略。

■ 耐性菌

しかし、やがてこれらの薬が効かなくなる細菌があらわれるようになりました。**耐性菌**です。

多くの薬剤は病原体を減らすことができますが、全滅させることは非常に困難です。薬の存在下で生き延びられる変異を持った株は生き延びて、他の人に感染を広げていきます。こうして生じるのが**多剤耐性菌**です。

たとえば、多くの病原体はサルファ薬への耐性を獲得したため、現在ではもはや医療現場で用いられることはなくなりました。

さらにペニシリンGが効かない黄色ブドウ球菌が増えてきたことで開発されたのが**メチシリン**です。1960年代から欧米で利用がはじまり、大きな効果を発揮しました。

しかし、メチシリンにも耐性を持ったブドウ球菌が出現します。これがMRSAです。

MRSAは1970年代後半には報告されはじめ、日本国内でも1980年代後半には医療者のあいだで大きな問題となりました。病院などで抗生剤を投与しても効果がないブドウ球菌感染症がみられ、院内感染などで広まるようになったのです。

当初1割程度だったと考えられていたMRSAは、現在では感染症を引き起こすブドウ球菌の6割を超えているとされています。さらに現在では新世代の抗菌剤にも耐性を持つ、バンコマイシン耐性黄色ブドウ球菌も増え始めています。

■ さまざまな多剤耐性菌

ペニシリンやメチシリンの例からわかるように、病原体は10年ほどでその薬剤への耐性を獲得してしまいます。

新世代の抗菌薬であるアルベカシンやムピロシンにも耐性菌が報告されています。

WHO は多剤耐性菌の中でも特に警戒が必要な12の菌のリストを2017年に公表しました。このリストの「危機的」ランクには黄色ブドウ球菌よりも悪性度が高い緑膿菌や、腸内細菌でもあるエンテロバクター、地中に多いアシネトバクターがあげられています。

多剤耐性緑膿菌（MDRP）の一部はプラスミドという遺伝物質を介して他の緑膿菌に耐性を伝達する能力があると考えられていて、医療現場が警戒を強めています。アシネトバクターも広い範囲に生息が可能なので、施設の消毒や維持管理上大きなリスクとなる可能性があります。

黄色ブドウ球菌は「高」に分類されていて、このランクには胃がんを引き起こすヘリコバクター・ピロリや腸内細菌（乳酸菌）の一種のエンテロコッカス、食中毒を引き起こすカンピロバクターやサルモネラ、そして性感染症の淋菌が含まれています。

このうちエンテロコッカスは腸球菌とも呼ばれます。MRSAの治療にも利用されているバンコマイシンに耐性を持ったエンテロコッカスは**バンコマイシン耐性腸球菌**（VRE）と呼ばれ、特に海外では大きな問題になりつつあります。腸内に常在している細

菌に抗菌剤が効かなければ、手術後の患者や抵抗力が低下している人に手術創の感染症、腹膜炎、肺炎、敗血症などを起こしてしまう可能性があるのです。

▮ 医療の将来が脅かされる

　これらの多剤耐性菌が増加すると、**今世紀後半には、大きなけがや手術の際の感染症を抑えられなくなる可能性**があります。わかりやすくいえば、安全な医療行為や手術がおこなえなくなるわけで、これは大変なことです。医療水準が、抗菌剤が開発される100年ほど前に後退してしまう可能性すらあるのです。

　幸い、VRE は日本国内にはまだ多くないといわれていますが、厚生労働省の調査では、VRE に汚染されている輸入肉などが国内に入ってきているという報告がされています。厳重な対策や動向の把握が必要でしょう。

　また、耐性菌の発生を抑えるため、抗菌剤の無秩序な利用を中止し、必要なときには定められた量を使いきって病原体をきちんと撃退するという取り組みが必要です。

　以前は風邪のときに、重症化防止の名目で処方されていた抗菌剤ですが、現在はむやみに処方されることが減ってきました。この変化には、そうした背景もあるのです。

75 変異クロイツフェルト・ヤコブ病

> 1990 年代にイギリスを中心に患者が多発した変異クロイツフェルト・ヤコブ病。牛海綿状脳症との関連や、現代の畜産業が抱えている問題点について探ります。

■ クロイツフェルト・ヤコブ病

クロイツフェルト・ヤコブ病（CJD）は、変異型 CJD（後述）とは別の、難病指定されている大変まれな病気です。日本では 100 万人に 1 人前後の発症者がいると考えられています。

異常な「**プリオンタンパク質**」と呼ばれる物質が脳に蓄積することで生じる病気だと考えられています。認知症やミオクローヌスと呼ばれる不随意運動などの症状から始まり、半年ほどで急速に症状が進んで自発運動ができなくなり、寝たきりになってしまうとされています。平均発症年齢は 70 歳前後です。

■ プリオンとは

プリオンは「タンパク質性の感染単位」という意味の合成語で、海綿状脳症*1 を引き起こす、**細菌やウイルスではない感染因子があるという仮説**に起因します。

この病気を引き起こすプリオンタンパク質（PrP）はスタンリー・B・プルシナーによって 1982 年に発見されました。病気を引き起こす感染型プリオンの研究が進み、一般的な細胞も正常型のプ

---

*1　ヒツジのスクレイピーやウシの海綿状脳症、人のクロイツフェルト・ヤコブ病。

リオンを持っていることがわかりました。感染型プリオンは、この正常型プリオンの形を変化させて、タンパク質を分解するプロテアーゼがはたらきにくくなる「感染型プリオン」にしてしまうため、そのために感染型プリオンタンパク質が蓄積して凝集体となり、病変が生じるのです。

しかし、そもそもなぜこの病気が発生するのかはよくわかっていません。多くのCJD患者は家族歴も持たず、プリオンタンパク質の遺伝子にも変異がない「孤発性」と呼ばれる患者さのです。

なお、正常型プリオンの機能については諸説あり、細胞膜上で銅イオンなどと結合して何らかの機能を果たしているらしいこと、記憶の保持や幹細胞の自己複製に必要であることなどが明らかになりつつあります。

■ 変異型CJD

かねてから、一部の民族に高い確率で感染性のCJDがみられることや、プリオン病で亡くなった患者の角膜や脳硬膜を移植することで医原性CJDが生じることは知られていました[*2]。

1993年に、医原性でもなく、中高年でもない15歳の少女のCJD患者がイギリスで報告されました。異例の患者の発生はその後も増え続け、1995年以降、イギリスでCJDによる死者が相次ぐようになりました。

1996年にはイギリス保険省が、「クロイツフェルト・ヤコブ病患者10人の発病原因が、**牛海綿状脳症**（BSE、当時の表現では狂牛病）

[*2] 患者の治療のためにおこなわれた医療行為が、新たな疾患を引き起こすことを医原性疾患という。

に感染した牛肉であることを否定できない」という見解を発表します。これが**変異型CJD**（vCJD）です。BSEに感染した牛の肉を食べることで、種をまたいでプリオン病が感染したものだと考えられています。

多くの病原体は加熱することで死滅しますが、プリオンは熱に強く、加熱調理しても病原性を失わないことも盲点でした。

現在は特に感染を引き起こしやすい特定危険部位が知られており、日本では脊髄、背根神経節を含む脊柱、眼、脳、扁桃、小腸の一部などが指定されています*3。

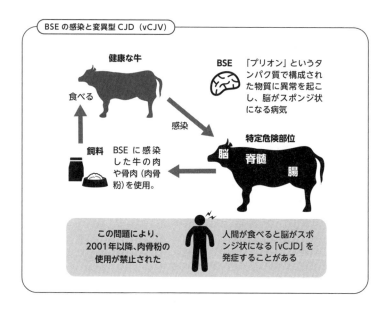

BSEの感染と変異型CJD（vCJV）

健康な牛

食べる

BSE
「プリオン」というタンパク質で構成された物質に異常を起こし、脳がスポンジ状になる病気

感染

飼料

BSEに感染した牛の肉や骨肉（肉骨粉）を使用。

特定危険部位
脳
脊髄
腸

この問題により、2001年以降、肉骨粉の使用が禁止された

人間が食べると脳がスポンジ状になる「vCJD」を発症することがある

---

*3　イギリスではアミノ酸に富む脳などを味の向上のためにハンバーグの原料として使用することがあったため、これが感染拡大の一因となったという指摘もある。

■家畜での感染拡大

なお、牛のあいだでBSEが広まったのは、栄養強化のために飼料に添加されていた肉骨粉などに、病死牛肉が含まれていたためだといわれています。

日本でも2001年にBSEの感染が確認され、出荷牛の全頭検査がおこなわれるようになりました。続く2003年には米国でもBSE症例が発生し、米国からの牛肉輸入が禁止されました。

■変異型CJDの現在

イギリスを中心に発生した変異型CJDの死者は100名以上、フランスを含む全世界での推定死者数は300名近いといわれています。米国からの牛肉輸入禁止措置は2005年まで続き、社会的にも大きな影響を生じました。

現在、日本で飼育されている牛では飼料に肉骨粉の使用を禁止し、成牛のBSE検査をおこなったうえで特定危険部位を除去、焼却するなどの対策がおこなわれています。

また、輸入牛肉についてもBSEの発生頻度に応じて発症リスクの少ない月齢の牛肉は特定危険部位を除いて輸入するなどの対策がおこなわれています。

日本赤十字社では、現在でも1980年から1996年のあいだ、英国に通算31日以上滞在歴がある人の献血が禁止されています。

人は非常に複雑な免疫系を持っており、さまざまな病原体をからだから排除します。それでも感染症がなくならないのは、人体と病原体との激しい「進化の競争」があるからです。

■ ウイルスの突然変異と免疫系の果てない競争

インフルエンザは毎年のように流行しています。これはインフルエンザウイルスがたびたび突然変異を起こし、人間の免疫系をすり抜けるようになるからです。

インフルエンザウイルスは、人体に感染すると1日に100万倍にも増殖していきます。この間にもウイルスのマイナーチェンジが起こっていて、たまたま今までの免疫系にやっつけられないタイプが出現することがあります。

一度流行したインフルエンザウイルスに対して多くの人が抗体を持つようになると、抗体でやっつけられてしまうインフルエンザウイルスは流行らなくなります。しかし突然変異を起こし、今までの免疫系にやっつけられないタイプが流行り始めます。すると、多くの人がその変異型のインフルエンザウイルスに感染し、これに対する抗体をつくるようになります。

インフルエンザウイルスの突然変異が起こり続け、免疫系は対応し続けます。このように**遺伝子を突然変異させながら、人の社会の中で生き続けるしたたかな戦略をウイルスは持っているので**

す。一方、免疫系は常にウイルスに対応するために走り続けていないとウイルスにやられてしまいます[*1]。

■免疫系をエスケープする病原体

人の免疫系は非常に強力ではありますが、からだに侵入した異物を完全に排除できるわけではありません。

たとえば水ぼうそうの原因となる水痘帯状疱疹ウイルス（VZV）は、神経に感染します。普通、免疫系はウイルスに感染した細胞を除去するはたらきを持ちますが、神経細胞は破壊されると再生しないため、除去されればさまざまな感覚がなくなったり、筋肉を動かしたりすることができなくなるでしょう。そのような細胞は免疫系から攻撃を受けないような仕組みを持っています。人体にすみついた VZV は日頃は症状を示しませんが、免疫機能が低下したときなどに帯状疱疹という症状を示します。

このように人体中でも免疫系に排除されない仕組みを進化させている病原体もいるのです。

そのようにしてウイルスや細菌が体にずっとすみつくことを、**持続感染**といいます。

持続感染するウイルスには B 型肝炎、C 型肝炎、HIV、HPVなどがいますが、それぞれに免疫系からエスケープする仕組みを持っています。

[*1] 『鏡の国のアリス』（ルイス・キャロル著）で、「ひとところに留まっていたければ、全力で走り続けなければならない」という鏡の国の世界を説明する人物になぞらえて、「赤の女王仮説」と呼ばれている。

■集団免疫

多くの人が病原体に対する免疫を持つと、その病原体はその集団で流行することができなくなり、やがては根絶に至ります。

これまでに人の感染症で天然痘が根絶されています。しかしその他の感染症は根絶には至っていません。根絶に至るにはいくつかの条件があります。

集団免疫をつけるのは難しく、それゆえたくさんある人の感染症のうち**天然痘1種類しか根絶できていない**のです*2。

■病原体は弱毒化するのか？

感染症の病原体は宿主を殺してしまっては自分も死んでしまうので弱毒化するという説があります。実際には予測は困難です。

たとえばコロナウイルスの一種が病原体である豚流行性下痢では、1990年代以前にヨーロッパで流行したときには、致死率が低い病気だと認識されていました。ところが、2000年代以降アジアを中心にした流行では、生後10日以内の幼豚では致死率が100%近くに上っており、強毒化したウイルスが流行していると考えられています。

進化にはさまざまな要因が関与するので、**単純に弱毒化するとは言い切れない**のです。

---

*2　『47・天然痘』（154ページ）参照。なお動物のウイルスでは、ウシの病気である牛疫も2011年に国連食糧農業機関よって根絶宣言が出された。

77 人の遺伝子に影響を与えるウイルス

> 生物にさまざまな感染症をもたらし、ときにその生存を脅かす
> ウイルス。しかしウイルスは、生物の「進化の原動力」になっ
> てきたこともわかってきています。

■ 遺伝子の中のウイルス

　最近、進化そのものにウイルスが関わってきたと考えられるい
くつもの例が明らかになってきました。

　私たち人の場合、実は遺伝子のうち8〜10%前後がウイルス
に由来する遺伝子（内在性ウイルス配列と呼ばれる）だと考えられて
います。

　この内在性ウイルス配列の主な供給者は**RNAウイルス**です。
RNAを遺伝物質として利用しているウイルスの中でも、HIVな
どの**レトロウイルス**は「逆転写酵素」と呼ばれる酵素を持ってい
て、DNAの中に自分の遺伝子を転写することができます[*1]。

　**HIVの場合、DNAに自分の遺伝子を書き込んで休眠すること
で免疫などの攻撃をかいくぐっている**と考えられています。

　からだの細胞のDNAに書き込まれた変更は、その代限りの変
化になりますが、まれにこの遺伝子が生殖細胞に入り込むと、世
代を超えて保存されることになります。

---

*1　通常、遺伝情報はDNA → RNA →タンパク質の一方向でしか情報伝達をおこなわない。
　　しかし、レトロウイルスは逆転写酵素で宿主のDNAに自分の遺伝情報を組み込むこと
　　ができる。

■RNAの持つ多彩なはたらき

セントラルドグマという言葉をご存知でしょうか。DNA が遺伝子の本体であり、それが RNA に転写され、タンパク質を合成するという流れが遺伝の発現の本態で、逆方向はない、という仮説です。

実は近年、DNA による遺伝だけでなく、転写途中の伝達にはたらいているとだけ考えられてきた RNA も、多様なはたらきを持っていることが明らかになりつつあります。

人間の遺伝子の全マップを作製することが目的で開始されたヒトゲノム計画の概要版では、報告されたヒトゲノム中、タンパク質をコードしている DNA はわずか1〜2％しかありませんでした。52.5％の塩基配列は不明で機能していないものとも考えられていました。しかし、2005 年にはゲノム DNA の80％が RNA に転写されていることが明らかになりました。

転写されているのに、そこからつくられるタンパク質がわからない RNA。これは「ノンコーディング（non-coding）RNA（ncRNA）」と呼ばれています。

この ncRNA には過去に感染したレトロウイルスなどに由来したものが数多くあるとされていますが、ncRNA の一部は細胞の多能性の獲得や調節にはたらいていることが明らかになりつつあります。つまり、多細胞生物が発生や分化をおこなう過程の一部で、ウイルスの遺伝子を利用しているのです。

■ 胎盤とウイルス

　哺乳類が進化の過程で獲得した「胎盤」は、非常にユニークな器官です。本来別々の個体である、胎児のへその緒（さい帯）と母親の子宮の皮質が組み合わさり、栄養やガス交換を支えます。

　胎盤を形成するとき、哺乳類はシンシチンというタンパク質を分泌します。このタンパク質は母親と胎児の細胞を融合させるという非常にユニークなはたらきがあるのですが、このタンパク質の遺伝子はレトロウイルスに由来し、ウイルスが細胞に侵入するときに利用するタンパク質の遺伝子を利用しているのだと考えられています。

　胎盤の形態や機能には哺乳類の中でも差がありますが、この胎盤の機能の獲得には、さまざまな内在性レトロウイルスが関わっていることが近年明らかになりつつあります。

　哺乳類の胎盤は非常に多様性に富み、哺乳類のさまざまな動物が、独自にウイルスの遺伝子を獲得し進化してきた可能性があるといわれています。

　RNA に関しては、学習や記憶といったはたらきの一部を受け持っている可能性も指摘るようになってきました。

　生命の機能の複雑さは解き明かされ始めたばかりです。

新しい生活様式と科学技術の発展

> 新型コロナウイルス感染症のパンデミックに伴い、私たちは「新
> しい生活」への切り替えを進めようとしています。文化や文明と、
> 感染症はどのような関わりを持ってきたのでしょうか。

■ 感染症とコミュニティ

感染症が人から人に伝染するためには、感染している期間内に
未感染の人と接触する必要があります。大きなコミュニティが生
じればそれだけ感染が広がりやすくなるので、**文明が発達し、大
きな都市が生まれると感染症は広がりやすくなります**。メソポタ
ミア文明やエジプト文明の時代にはすでに疫病の記録があり、古
代エジプトの王、ラムセス5世（B.C.1157年没）は天然痘に罹患し
た痕跡が認められています。

■ 感染症と動物

また、多くの感染症は**人畜共通感染症**で、家畜や動物から人間
に感染します。動物を家畜や愛玩動物として飼育することで、多
くの感染症が社会にもたらされました。

ペストはネズミの感染症がノミなどを介して人間に広められた
と考えられています。天然痘と麻疹はウシあるいは犬から人間に
もたらされ、インフルエンザは水禽や豚から人に感染するように
なったと考えられています。

現在、熱帯雨林の破壊や環境悪化による人の移動により、他の生物が持っていたウイルスが人間の世界に持ち込まれる可能性が一層高まっているといわれています。

　新型コロナウイルス感染症もそのひとつで、自然と人間とのかかわり方が変化している象徴なのかもしれません。

■ 感染症と交易

　社会の中に感染症が広がれば抵抗力を持った人が増えてきて感染症は広がりにくくなります。また、感染症の中には小児がかかると軽い症状で済むものの、成人や老人が感染すると重症化しやすいものもあります。

　天然痘はヨーロッパ人によってアメリカ大陸にもたらされ、先住民たちの生活に致命的な打撃を与えました。逆にハイチが起源と考えられる梅毒もヨーロッパにもたらされ、交易の広がりとともに日本に伝来します。鉄砲伝来（1543年）より早く、1512年には記録されています。

　現在、航空機などにより世界的なネットワークが構築されているので、潜伏期間が長い、あるいは無症状者が多い感染症は非常に制御しにくくなっています。新型コロナウイルス感染症はこうしたすき間も巧みに突いているのです。

■ 感染症と新しい生活

　感染症の発生により、私たちは生活のしかたを何度も変えてき

ました。ごみの分別や回収は 1883 年のペストの流行を受けてフランスでおこなわれるようになりましたし、上下水道の普及もコレラの流行防止のために 19 世紀末におこなわれたものです。

　新型コロナウイルスの感染を防ぐため、欧米ではハグやキスをやめ、握手ではなく肘どうしをぶつける「エルボーバンプ」という挨拶が増え始めています。

　外出中にマスクをするという習慣は、従来は日本やアジア人の一部しかしない習慣で、欧米諸国では奇異にみられることも多かったものです。マスクはまわりに感染を広げてはいけない重度の感染症の患者がするもので、マスクをしなければいけない人が外出をすること自体が非常識、と考えられていたからです。

　しかし、マスクの感染防護能力が知られ、一般的になったことでマスクを着用することは当然となりつつあります。このように、生活習慣や行動は感染症などにも大きな影響を受けて今後も変化してゆくことになるでしょう。

■感染症と科学技術

　科学技術との関わり方も大きく変わろうとしています。

　近年、**mRNA ワクチン**や**ウイルスベクターワクチン**といった、実用化まで 10 年以上かかると考えられていたワクチンが次々に実用化されました。

　ウイルスベクターワクチンは、病原性のないウイルスに抗原となるものの遺伝子（新型コロナウイルスの場合はスパイクと呼ばれる外

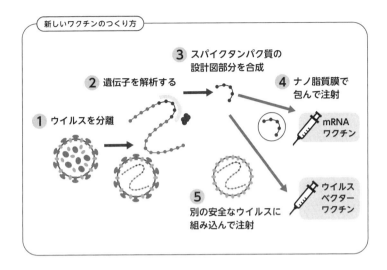

新しいワクチンのつくり方

1 ウイルスを分離

2 遺伝子を解析する

3 スパイクタンパク質の
設計図部分を合成

4 ナノ脂質膜で
包んで注射

mRNA
ワクチン

5 別の安全なウイルスに
組み込んで注射

ウイルス
ベクター
ワクチン

周部のトゲの部分）を組み込み、感染した細胞に抗原だけをつくら
せるという仕組みです。新しいワクチンなので、追加接種として、
反復して使用できるかが不透明といった危惧はあるものの、危機
的状況に新技術が次々と実用化されるのは頼もしいことです。た
だ、効果のない空間除菌製品のようないいかげんな物品までもが
この機に乗じて売られている状況や、勉強不足のマスコミがエビ
デンスを検証せずに不安をかき立てたりしている状況には問題が
あるでしょう。

　科学との距離のとり方、一般市民への情報提供のあり方につい
ても、新型コロナウイルス感染症を機会に大きく変化していくべ
きなのかもしれません。

コラム③ 農作物の感染症

> 微生物の感染によって病気になるのは動物だけではなく植物も
> 同様です。植物がかかる病気の原因は、カビ（糸状菌）が7〜8
> 割を占め、細菌やウイルスなども病原体になります。

■ 大飢饉に陥ったアイルランドの悲劇

現在、私たちの主食になっているのは米、小麦、トウモロコシに
次いでジャガイモが多いですが、ジャガイモが世界各地で植えられ
るようになったのはそんなに古いことではありません。16世紀の
大航海時代に南米からヨーロッパに伝えられ、その後、長い時間が
かかって、18世紀以降にはヨーロッパ全土に普及し、人口増大に
貢献しました。

アイルランドでは、多くの小作人はたった1種類の生産性の高い
作物のみを栽培するしかない事情がありました。それがジャガイモ
でした。

しかし、ジャガイモがジャガイモエキビョウキンに感染し、葉や
茎が腐る病気になり、1846〜47年にかけて始まった飢饉で、75
〜100万人が餓死し、生き残った人々の多くは困窮の結果、100
万人以上が国を出てアメリカやオーストラリアに渡っていきまし
た。

大西洋を渡ったアイルランド人の中に、1961年に米国大統領に
なったジョン・F・ケネディの祖先もいました。

■ 稲作農家にとって長い戦いの歴史〜いもち病

日本ではイネがかかる病気「いもち病」が最も大きな被害を出しています。

いもち病は、イネいもち病菌というカビの一種によって発症し、イネの全体に病斑があらわれます。特に穂が出始めたときにこの病気に冒されると、本来種子に蓄えられる栄養分の供給が断たれ、実らなくなってしまいます。

この病気に対する農薬が開発されましたが、農薬への耐性菌の発生もみられています。そのため、窒素肥料が過多にならないようにしたり、菌の温床になりやすい籾殻の早期撤去などで対応する必要があります。

■ 家庭菜園でやられがちな「うどんこ病」

プランターにミニトマトなどを栽培すると、突然葉が白っぽくなってどんどん弱ってしまうことがあります。これはうどんこ病といわれる感染症です。

原因になっている主な菌は土や落ち葉の中に潜む糸状菌というカビで、この胞子が舞い上がると葉につき発症します。乾燥によって拡散するので、植物には水やりをしっかりやって胞子が飛ばない環境をつくる必要があります。

日常観察をしっかりして発生の初期段階であれば専用の薬剤で菌の増殖を止めることができます。発見が遅れると、菌はどんどん増殖し、被害が拡大してしまいます。

参考文献

■ 文献

- acquelyn G.Black『ブラック微生物学 第 3 版 (原書 8 版)』丸善出版 , 2014
- R.Y. スタニエ 他『微生物学 入門編』培風館 , 1980
- 青木眞『レジデントのための感染症診療マニュアル 第 4 版』医学書院 , 2020
- 池内昌彦・伊藤元己 他監訳『キャンベル生物学 原書 11 版』丸善出版 , 2018
- 巌佐庸・倉谷滋 他編『岩波 生物学辞典 第 5 版』岩波書店 , 2013
- 石弘之『感染症の世界史』KADOKAWA, 2018
- 岡田晴恵 監修『感染症キャラクター図鑑』日本図書センター , 2016
- 岡田春恵『怖くて眠れなくなる感染症』PHP 研究所 , 2017
- 加藤茂孝『人類と感染症の歴史』丸善出版 , 2013
- 加藤茂孝『続・人類と感染症の歴史』丸善出版 , 2018
- 金子光延『こどもの感染症』講談社 , 2008
- 神谷茂 監修『標準微生物学 第 14 版』医学書院 ,2021
- 神山恒夫『これだけは知っておきたい人獣共通感染症』地人書館 , 2004
- 左巻健男 編著『図解 身近にあふれる「微生物」が 3 時間でわかる本』明日香出版社 , 2019
- 左巻健男 編著『世界を変えた微生物と感染症』祥伝社 , 2020
- ソニア・シャー『人類五〇万年の闘い マラリア全史』太田出版 , 2015
- 竹田美文『感染症半世紀』アイカム , 2008
- 竹田美文 監修『身近な感染症 こわい感染症』日東書院本社 , 2015
- 中島秀喜『感染症のはなし』朝倉書店 , 2012
- 永宗喜三郎・島野智之・矢吹彬憲 編『アメーバの話 ―原生生物・人・感染症―』朝倉書店 , 2018
- 日経サイエンス編集部 編『感染症 新たな闘いに向けて』日本経済新聞出版 , 2012
- 日経メディカル 編『グローバル感染症 必携 70 疾患のプロファイル』日経 BP, 2015
- 長谷川武治 編著『改訂版 微生物の分類と同定 (下)』学会出版センター , 1985
- 南嶋洋一・吉田真一 他『微生物学 疾病のなりたちと回復の促進〈4〉』医学書院 , 2009
- 宮治誠『人に棲みつくカビの話』草思社 , 1995
- 『世界大百科事典 (CD−ROM 版)』平凡社 , 1998
- 『南山堂医学大辞典』南山堂 , 2015

■論文・記事

• 尾内一信『我が国における輸入感染症の動向』"日本内科学会雑誌" 105 巻 11 号 , 2016
• 大西健児『クリプトスポリジウム症』"小児科臨床" Vol.70 増刊号 , 2017
• 加藤康幸『黄熱』"小児科診療" 2018 年 4 号 , 2018
• 後藤哲志『市中感染下痢症と旅行者下痢症の動向』"日本大腸肛門病学会誌" 71, 2018
• 齊藤剛仁、大石和徳『海外由来の腸管感染症の 実態と問題点』"日本内科学会雑誌" 105 巻 11 号 , 2016
• 須崎愛『渡航者感染症』"日大医誌" 76(1) , 2017
• 西村悠里『マイコプラズマ感染症・肺炎』"医療と検査機器・試薬" 41 巻 3 号 , 2018
• 的野多加志『腸チフス・パラチフス』"臨床検査" vol.62 no.12, 2018
• 森田公一『日本脳炎』"臨床とウイルス" Vol.45 No.5, 2017

■ウェブサイト

• 「疾患名で探す感染症の情報」（国立感染症研究所）
  https://www.niid.go.jp/niid/ja/diseases/373-diseases-list.html
• 「感染症情報」（厚生労働省）
  https://www.mhlw.go.jp/stf/seisakunitsuite/bunya/kenkou_iryou/kenkou/kekkaku-kansenshou/index.html
• 「令和 2 年版 厚生労働白書」（厚生労働省）
  https://www.mhlw.go.jp/wp/hakusyo/kousei/19/dl/2-08.pdf
• 「感染症情報」（東京都感染症情報センター）
  http://idsc.tokyo-eiken.go.jp/diseases/

執筆担当 ［氏名・所属・執筆項目／五十音順］

青野 裕幸（あおの ひろゆき）［Tanobara.net 代表］
第2章：**16** 第4章：**29〜33、38** 第7章：**コラム③**

大島 修（おおしま おさむ）［群馬県太田市立藪塚本町中学校教諭・前太田市立沢野中央小学校校長］
第2章：**17、18** 第4章：**28、39** 第5章：**40〜42、44**

左巻 健男（さまき たけお）［東京大学非常勤講師・元法政大学教授］
第1章：**02〜07、コラム①** 第2章：**13〜15、19、20**
第3章：**21〜22、25、26** 第4章：**コラム②** 第7章：**64、70、72**

玉野 真路（たまの しんじ）［予備校講師・名城大学非常勤講師］
第3章：**23、24** 第5章：**45、46** 第6章：**48、50、55** 第8章：**76**

藤牧 朗（ふじまき あきら）［茨城県立並木中等教育学校常勤講師／法政大学兼任講師］
第4章：**37** 第6章：**54、57** 第7章：**66〜69**

桝本 輝樹（ますもと てるき）［亀田医療大学准教授］
第1章：**1、9** 第2章：**10〜12** 第6章：**60、61**
第8章：**74、75、77、78**

安居 光國（やすい みつくに）［室蘭工業大学准教授］
第3章：**27** 第6章：**47、58** 第7章：**62、63**

横内 正（よこうち ただし）［長野県松本市立波田中学校教諭］
第4章：**34〜36** 第6章：**51〜53** 第8章：**73**

和田 重雄（わだ しげお）［日本薬科大学教授］
第1章：**8** 第5章：**43** 第6章：**49、56、59** 第7章：**65、71**

254

■編著者略歴

左巻　健男（さまき　たけお）

東京大学非常勤講師。元法政大学生命科学部環境応用化学科教授。『RikaTan（理科の探検）』編集長。
専門は理科教育。科学コミュニケーション。
1949年生まれ。千葉大学教育学部理科専攻（物理化学研究室）を卒業後、東京学芸大学大学院教育学研究科理科教育専攻（物理化学講座）を修了。中学校理科教科書(新しい科学)編集委員。科学のおもしろさを伝える本の執筆や講演活動を行う日々を送っている。
おもな著書に『絶対に面白い化学入門 世界史は化学でできている』（ダイヤモンド社）、『暮らしのなかのニセ科学』（平凡社新書）、『図解　身近にあふれる「科学」が3時間でわかる本』（明日香出版社）などがある。

桝本　輝樹（ますもと　てるき）

亀田医療大学准教授。千葉県立保健医療大学非常勤講師など。『RikaTan（理科の探検）』編集委員。
専門は環境科学、情報・リテラシー教育。普及活動にも注力している。
1968年生まれ。国際基督教大学教養学部理学科卒業。東邦大学理学研究科生物学専攻博士後期課程単位取得退学。
おもな著書（分担著）に、『図解　身近にあふれる「科学」が3時間でわかる本』（明日香出版社）、『世界を変えた微生物と感染症』（祥伝社）がある。

本書の内容に関するお問い合わせは弊社HPからお願いいたします。

図解　身近にあふれる「感染症」が3時間でわかる本

2021年　8月18日　初版発行

編著者　左巻健男
　　　　桝本輝樹

発行者　石野栄一

〒112-0005 東京都文京区水道2-11-5
電話 (03) 5395-7650（代表）
(03) 5395-7654（FAX）
郵便振替 00150-6-183481
https://www.asuka-g.co.jp

明日香出版社

■スタッフ■　編集部　田中裕也／久松圭祐／藤田知子／藤本さやか／朝倉優梨奈／竹中初音／畠山由梨／竹内博香
　　　　　　　営業部　渡辺久夫／奥本達哉／横尾一樹／関山美保子

印刷・製本　株式会社フクイン
ISBN978-4-7569-2158-1 C0040

身近な疑問が \\ すっきり解消する // 好評シリーズ！

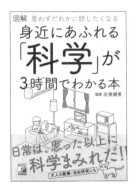

（図解）身近にあふれる
「科学」が３時間でわかる本
左巻 健男 編著　本体 1400 円

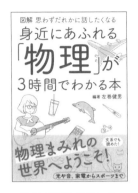

（図解）身近にあふれる
「物理」が３時間でわかる本
左巻 健男 編著　本体 1400 円

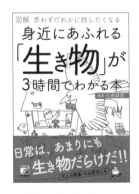

（図解）身近にあふれる
「生き物」が３時間でわかる本
左巻 健男 編著　本体 1400 円

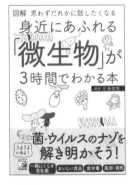

（図解）身近にあふれる
「微生物」が３時間でわかる本
左巻 健男 編著　本体 1400 円